Dʳ Pierre DE GIOVANNI

Ancien Externe des Hôpitaux de Lyon

Travail de l'Institut Bactériologique (Section Antirabique)
et du Laboratoire d'Anatomie Pathologique de l'Université de Lyon

CONTRIBUTION A L'ÉTUDE

des Formes Cliniques

et du Diagnostic

de la

RAGE HUMAINE

Suivie de Recherches Histologiques

SUR LES

LÉSIONS RABIQUES VISCÉRALES

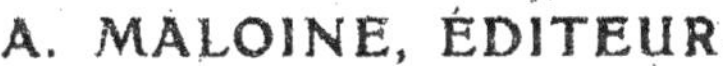

A. MALOINE, ÉDITEUR

<table>
<tr><td>25-27, rue de l'École-de-Médecine</td><td>Rue de la Charité, 6</td></tr>
<tr><td>PARIS</td><td>LYON</td></tr>
</table>

1907

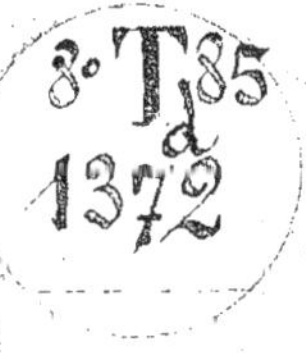

Dʳ Pierre DE GIOVANNI

Ancien Externe des Hôpitaux de Lyon

Travail de l'Institut Bactériologique (Section Antirabique)
et du Laboratoire d'Anatomie Pathologique de l'Université de Lyon

CONTRIBUTION A L'ÉTUDE

des Formes Cliniques
et du Diagnostic

de la

RAGE HUMAINE

Suivie de Recherches Histologiques

SUR LES

LÉSIONS RABIQUES VISCÉRALES

A. MALOINE, ÉDITEUR

25-27, rue de l'École-de-Médecine | Rue de la Charité, 6
PARIS | LYON

1907

Je dédie ce travail.

A MON PÈRE ET A MA MÈRE

ET

A MA SŒUR D'AFFECTION

Je leur dois, à tous trois, un égal merci, et ces pages que je leur offre, avec toute mon affection, ne sont qu'un bien faible témoignage de ma reconnaissance.

Je remercie particulièrement mon père, de m'offrir, à la fin de sa longue carrière et au début de la mienne, l'exemple d'une vie toute faite de travail et de bonté.

A MON ONCLE

Le Docteur Henri DE GIOVANNI

A DEUX AMIS

Que je n'oublierai jamais

M. le Docteur A. GRIVET

Ex-Interne des Hôpitaux de Lyon

M. le Docteur MOREL

Professeur agrégé à la Faculté de Médecine de Lyon

INTRODUCTION

Tout semble avoir été dit sur la rage.

Connue dès la plus haute antiquité, elle passe comme un fléau à travers les âges, semant autour d'elle la terreur et l'effroi, amoncelant à sa suite tout un cortège de légendes, de travaux et de remèdes, jusqu'au jour où elle vient se heurter au génie puissant de Pasteur. Dès lors on pourra presque toujours la prévenir, l'empêcher d'évoluer.

La rage devrait donc, semble-t-il, être mise au rang des fléaux conjurés, depuis les mémorables travaux du grand savant et de ses élèves. Et cependant cette maladie continue à occuper les cliniciens de tous les pays. Le malum lethale *de jadis, bien que devenu rare, n'est pas encore banni de nos hôpitaux. Peut-être même est-il plus fréquent qu'on ne le croit, la rage humaine pouvant passer inaperçue. Eminemment variable dans ses manifestations cliniques, elle devient en effet, dans certains cas, d'un diagnostic, sinon impossible, du moins très difficile.*

Nous nous proposons d'abord, dans ce travail, de passer en revue les divers aspects, sous lesquels elle peut se présenter en clinique. Avant d'aborder l'étude de chaque forme en particulier, nous jetterons un regard rapide sur l'évolution clinique de la rage humaine à travers les âges. Nous verrons ainsi l'hydrophobie du début, considérée par les anciens auteurs comme une affection toujours identique à elle-même, devenir, par la suite, de plus en plus complexe et finir par prendre ce masque de Protée, sous lequel elle nous apparaît aujourd'hui. Nous ferons suivre l'étude de ces différentes variétés cliniques, d'un chapitre de pathogénie, consacré surtout à la discussion de ces paralysies que l'on a attribuées à la toxine du traitement pasteurien.

Nous essaierons ensuite de mettre en relief les principales difficultés du diagnostic de la rage humaine.

Cette étude clinique, basée sur l'examen de cent dix-neuf observations (dont cinq inédites : observ. I, XX, XXXVIII, XXXIX, CXI), constitue les deux premières parties de notre travail.

Dans une troisième partie, nous exposerons nos recherches sur les lésions viscérales de la rage, recherches qui ont porté sur l'examen de trois cent cinquante préparations histologiques d'organes humains et de lapins rabiques. Les conclusions que nous en tirerons, permettront de donner une base plus solide à cette grande idée, dominant l'étude des formes cliniques, que la rage est avant tout une maladie du système nerveux.

Avant de pénétrer dans notre sujet, qu'il nous soit permis de remercier nos maîtres.

M. le professeur Lépine a bien voulu nous témoigner sa bienveillance au cours de nos études. Il nous est venu tout naturellement à l'idée, de lui offrir la présidence de cette thèse, car c'est auprès de lui que nous avons terminé notre éducation médicale.

Les principes que nous avons recueillis à sa leçon d'ouverture sur la méthode en clinique (novembre 1904), observation simple et positive des faits, resteront notre guide dans l'avenir de notre profession.

Nous remercions les Maîtres qui nous ont inspiré cette thèse. M. le professeur Nicolas a bien voulu nous tracer le cadre de ce travail. Il ne nous a ménagé ni son temps, ni ses conseils. Qu'il nous permette de lui exprimer notre respectueuse et profonde reconnaissance, pour la bienveillance qu'il nous a toujours témoignée. M. le professeur agrégé Paviot nous a permis de poursuivre nos recherches histologiques sur la rage, au laboratoire d'anatomie pathologique. Si nous avons pu mener à bien la troisième partie de notre travail, c'est à lui que nous le devons. Nous le prions d'agréer tous nos remerciements pour l'encourageant accueil qu'il nous a fait. C'est à l'obligeance de M. le professeur agrégé Lesieur, que nous devons d'avoir pu travailler à l'Institut antirabique de Lyon. Nous l'en remercions vivement.

Nous nous plaisons à remercier M. le Dr Mouisset, qui a guidé nos premiers pas en médecine et nous a prodigué, maintes fois, des conseils que nous saurons mettre à profit. Il voudra bien nous permettre de lui rappeler ici la reconnaissance infinie que notre cœur lui a vouée, pour le dévouement qu'il nous a offert, en de pénibles circonstances.

Nous avons gardé une impression très profonde de notre semestre passé dans le service de M. le Dr Audry, que nous remercions de nous avoir fait aimer la médecine infantile.

— 4 —

Nous saluons respectueusement la mémoire du professeur Fochier, dont nous avons eu l'honneur d'être le dernier externe, et nous sommes heureux d'offrir notre tribut de reconnaissance à nos premiers Maîtres, MM. les Dr Vallas et Tixier, dont les conseils nous ont été si utiles au début de nos études.

Que M. le professeur J. Courmont veuille bien agréer l'expression de notre respectueuse gratitude, pour nous permettre de publier l'observation d'une malade que nous avons examinée dans son service.

C'est pour nous un bien doux plaisir de rappeler à M. le Dr Grivet et à M. le professeur agrégé Morel que notre affectueux dévouement leur est acquis.

Nous remercions de ses conseils M. le Dr Porot, chef de clinique médicale, que nous avons suivi dans différents services et avec lequel nous sommes heureux de continuer des relations amicales ; M. le Dr Barjon, médecin des hôpitaux, et M. le Dr Thévenet, chef de clinique, qui ont bien voulu nous fournir quelques documents pour notre travail ; M. le Dr Brisson, chef de clinique médicale, le Dr Berchoud et notre ami le Dr Jaubert, auxquels nous devons trois observations rapportées dans cette thèse.

Un amical souvenir à nos camarades de laboratoire et en particulier à MM. les Drs Bériel, Jambon et Savy, qui nous ont aidé, de leurs conseils, dans nos premières coupes histologiques.

LES FORMES CLINIQUES DE LA RAGE HUMAINE

CHAPITRE PREMIER

Historique de l'évolution clinique de la rage humaine.

Pendant bien longtemps la rage humaine a été entourée d'un voile de légendes et de superstitions. Le malheureux rabique est considéré comme un être malfaisant et dangereux, il exhale un air empoisonné et l'on se détourne de lui avec horreur et crainte ! On l'attache, on l'étouffe entre deux matelas : C'est une œuvre humanitaire !

Ces coutumes barbares indiquent que l'hydrophobe a longtemps semé la terreur autour de lui. Elles laissent supposer aussi que, pendant de longues années, la rage n'a été connue que sous sa forme soit disant dangereuse, c'est-à-dire furieuse.

En 1684, Roger Howmann, médecin à Norwich,

publie, le premier, un cas de rage paralytique chez l'homme. Mais cette observation allait passer inaperçue et il faut arriver à la découverte de Pasteur pour entendre parler de cette forme clinique de rage humaine.

C'est Peter qui, à la séance de l'Académie de médecine du 4 janvier 1887, rapporte le cas de ce malade soumis au traitement préventif, et qui meurt « d'une rage étrange, exceptionnelle chez l'homme, de la rage paralytique. » Cette date rappelle les violentes attaques de Peter qui accusait le traitement préventif, de créer la rage paralytique chez l'homme, la rage « canino-pastorienne. » Elle évoque aussi le souvenir des protestations qui s'élevaient du sein de l'Académie : Dujardin-Beaumetz, Grancher, Vulpian, venaient défendre la méthode de Pasteur. Ils adjuraient le véhément polémiste, de « cesser la guerre sans excuse, qu'il faisait à l'une de nos plus grandes gloires nationales. »

Un mois après, Gamaleia publie vingt cas où les paralysies avaient prédominé. Pour répondre aux fougueuses diatribes de l'adversaire de Pasteur, Gamaleia prouvait que cette forme était connue bien avant la découverte du traitement préventif. Ces vingt observations démontraient la richesse variée des symptômes, dans une maladie où l'on ne voyait que « la monotonie bulbaire de l'hydrophobie. »

La même année, Ygouf fait une étude complète de cette variété clinique.

En 1888, M. Lannois insiste sur le masque clinique variable de la rage, et signale les difficultés que peut soulever le diagnostic. Il cite le cas de Freyer, où l'hydrophobie prit la forme d'un accès pernicieux et rappelle l'analogie qui existe entre la rage et la manie aiguë. Il se demande enfin si plusieurs maladies nerveuses mortelles, comme la paralysie de Landry, et dont on ignore la cause, ne seraient pas simplement des formes anormales de rage.

Le 24 avril 1891, à la séance de la société des hôpitaux de Paris, Laveran et Chantemesse signalent une forme atténuée observée pendant le traitement. Ce cas était bientôt suivi de nombreuses observations semblables, rapportées par Bordoni-Uffreduzzi, Murri, Novi et Poppi, Kraiouchkine, J. Roux. C'est ainsi que prenait naissance la forme atténuée par le traitement antirabique. Mais cette variété clinique allait provoquer de vives discussions pathogéniques.

En 1897 en effet, Rendu citait un cas qu'il comparait à une myélite ascendante toxique, et, sans être trop affirmatif, il concluait que cette forme de rage était due aux toxines du traitement. Roux s'élevait alors contre cette manière de voir, et Brouardel consacrait toute une séance de l'Académie de médecine (22 juin), à démontrer que le traitement préventif était incapable de provoquer de semblables accidents.

La même année, Calabrese fait une étude générale sur la rage paralytique, et cite quarante et une observations répondant à cette forme clinique.

Daddi, en 1900, consacre un long article aux formes guérissables de la rage humaine. Il rappelle les cas de Laveran, Bordoni-Uffreduzzi, etc., cite une observation personnelle et conclut qu'il s'agit là de rages atténuées par le traitement.

En 1902, MM. Paviot et Lesieur décrivent deux nouvelles variétés cliniques : les formes sympathique et cérébelleuse. Ces auteurs insistent en outre sur ce fait que, dans la rage humaine, ce sont surtout des syndromes plus ou moins associés, qui caractérisent la forme clinique.

Au mois d'avril 1905, Paolo Galli, publie un cas de rage paralytique à syndrome bulbaire. Il s'agit là d'une forme bulbaire spéciale, qui s'est traduite par des phénomènes paralytiques et non par des symptômes d'excitation, mode habituel de réaction du bulbe.

Sous le titre d' « Accidents paralytiques au cours du traitement antirabique », M. Remlinger, en octobre 1905, groupe une quarantaine d'observations. Se basant sur l'existence de la toxine rabique, il conclut que tous ces cas sont dus à la toxine du traitement pasteurien.

Le même auteur, en mai 1906, insiste sur une forme spéciale de rage paralytique, la forme à syndrome de Landry et signale les difficultés du diagnostic.

Au seizième congrès des médecins aliénistes et neurologistes, tenu à Lille, en août 1906, MM. Brissaud, Sicard et Tanon, rappellent qu'il faut toujours penser à l'origine rabique en présence d'un syndrome de Landry.

Au mois de novembre de la même année, MM. J. Courmont et Ch. Lesieur font paraître, dans le *Jour-*

nal de Physiologie et de Pathologie générale une importante étude clinique de la rage humaine. Ces auteurs classent les différents faits cliniques sous cinq chefs principaux : la rage classique (formes furieuse, paralytique, cérébelleuse, à syndrome de Landry, sympathique) ; les paralysies curables ; la rage vraie, atténuée, curable ; la rage chronique ; l'hystérie rabiforme.

Tout récemment enfin, à la séance de la Société médicale des hôpitaux de Lyon (15 janvier 1907), MM. Barjon et Lesieur rapportent l'observation d'une malade morte de rage, et qui avait présenté un délire à prédominance érotique. Ces auteurs décrivent, à ce sujet, une forme érotique de rage humaine.

CHAPITRE II

Etude des différentes formes cliniques de la rage humaine.

L'historique que nous venons de décrire, nous montre, dans un lointain souvenir, l'époque où l'on ne connaissait la rage que sous sa forme furieuse.

En avançant dans l'histoire de cette maladie, on assiste à l'éclosion de nouvelles variétés cliniques, dans lesquelles les symptômes, considérés d'abord comme pathognomoniques, s'estompent de plus en plus. La rage, jadis synonyme de furie et d'hydrophobie, apparaît peu à peu comme une maladie protéiforme, pouvant se révéler par des paralysies, des symptômes cérébelleux et sympathiques, allant même parfois jusqu'à s'envelopper dans le voile trompeur d'une simple myélite ascendante. Et dans certains cas, on la voit revêtir une forme fruste, atténuée, le *malum lethale* de jadis, devenant ainsi une maladie guérissable.

Cette grande variété, qui caractérise les manifestations cliniques de la rage, ne correspond plus aujourd'hui à la division classique en formes furieuse et paralytique. La conception clinique actuelle de la rage humaine permet d'agrandir et de modifier ce cadre devenu trop restreint.

Ce que l'on doit entendre par formes cliniques
de la rage humaine

Chez l'homme, la rage ne se caractérise pas uniquement par de la fureur ou de la paralysie, comme cela se voit chez l'animal. Elle se traduit, le plus souvent, par une succession ou une association de syndromes, comme l'ont très bien décrit MM. Paviot et Lesieur (1902) : « Toujours, disent ces auteurs, nous avons assisté à une succession ou une association de phénomènes d'excitation et de dépression. Et ce qui prédominait, ce n'était pas la fureur ou la paralysie (quelquefois toutes deux absentes), c'étaient des syndromes cérébraux, cérébelleux ou sympathiques. » Pour montrer la rage telle qu'elle apparait chez le malade, ce sont donc des syndromes que nous devons décrire, sous le nom de formes cliniques. Parfois, l'évolution d'un seul de ces groupements symptomatiques constituera tout le tableau clinique et la forme apparaîtra dans toute sa pureté. Mais, le plus souvent, à ce syndrome, s'en ajouteront un ou plusieurs autres et c'est la prédominance d'un d'entre eux, qui donnera à la rage son allure spéciale et imposera la forme clinique. Que ces différents syndromes se groupent et s'enchevêtrent et la rage apparaîtra sous un aspect complexe au premier abord, mais où l'on trouvera toujours quelques symptômes prédominants.

Cette manière de comprendre les formes cliniques de la rage, nous permet d'abandonner le terme de forme furieuse, sous lequel on serait obligé de décrire trois rabiques, présentant : l'un, du délire avec hallucinations, l'autre, des phénomènes bulbaires et une agitation extrême sans délire, le troisième des paralysies avec un délire furieux. Le premier cas est une rage à forme cérébrale ; le second, une forme bulbaire ; le dernier, une rage à syndromes paralytique et cérébral, avec prédominance de l'un ou de l'autre.

Nous donnerons de chaque syndrome clinique, un tableau d'ensemble mettant en relief les symptômes qui le caractérisent. Nous l'étudierons ensuite sur des malades, qui nous le montreront unique ou prédominant. En outre, étant donné le grand nombre d'observations que nous rapportons, nous pourrons voir évoluer sur différents rabiques, les principaux symptômes de chaque variété clinique. Cela nous permettra de mieux saisir l'aspect protéiforme des manifestations symptomatiques de la rage et de voir comment les éléments d'un même syndrome se groupent, non seulement entre eux, mais encore avec ceux des autres syndromes rabiques.

Nous décrirons successivement :

1° La *forme bulbaire* (1), caractérisée par les grands symptômes classiques de la rage. C'est la plus fréquente.

2° La *forme cérébrale*, qui nous permettra d'étudier les différents délires et le psychisme du rabique;

3° La *forme paralytique* et cette variété où les

____

(1) Chaque syndrome rabique étant le mode de réaction d'un point déterminé du système nerveux, on ne peut décrire comme variétés cliniques de la rage humaine que des formes anatomo-cliniques.

paràlysies affectent une marche ascendante, la rage à syndrome de Landry.

4° Les *formes cérébelleuse et sympathique*, décrites par MM. Paviot et Lesieur (1902).

Ces différentes formes constituent ce que MM. J. Courmont et Lesieur désignent sous le nom de *Rages classiques*.

5° Les *formes atténuées*. Sous ce titre, nous étudierons d'abord les rages qui peuvent guérir spontanément. Nous décrirons ensuite ces accidents rabiques qui surviennent chez des individus traités, et que les uns considèrent comme des rages atténuées par les inoculations préventives, les autres comme des paralysies dues au traitemement. Nous n'en donnerons d'abord qu'une pure description clinique. En étudiant la pathogénie, nous expliquerons pourquoi nous n'avons pas conservé la division que l'on a établie entre les accidents paralytiques curables et les rages atténuées.

Ces formes atténuées nous permettront de passer à un dernier groupe, décrit récemment par MM. J. Courmont et Lesieur : les *Rages chroniques*.

§ I. Rage à forme bulbaire.

Nous décrirons à propos de cette variété, qui est la plus fréquente, le tableau clinique général de la rage humaine.

L'hydrophobie n'éclate qu'après une incubation de durée variable, et l'on divise, généralement en trois stades, l'évolution clinique de la maladie déclarée : Une période prodromique, une phase d'excitation, une période ultime ou paralytique. Nous conserverons cette division, en rappelant toutefois qu'elle est un peu schématique. Bien souvent, en effet, la rage débute brusquement, sans prodromes, par un phénomène nettement pathognomonique ; d'autre part, il est parfois difficile d'assigner une limite précise entre l'incubation, le stade prodromique et la période d'état. Enfin nombreux sont les cas de rage à syndromes bulbaire ou cérébral, où la mort survient au milieu d'une convulsion généralisée ou par une syncope, sans que le malade ait présenté la moindre paralysie.

Incubation. — Un individu est mordu par un animal enragé.

Un certain temps va s'écouler entre l'accident et le début des phénomènes caractéristiques. La durée de cette incubation présente « une variabilité tout à fait exceptionnelle » (Ménétrier). « En moyenne de vingt à soixante jours, elle peut-être raccourcie par le surmenage, le refroidissement. Elle est moins longue dans le cas de morsure à la face, à cause, croit-on, de la proximité des centres nerveux. Mais elle peut être beaucoup plus allongée. On a décrit des cas après dix, douze, dix-huit mois d'incubation et plus. Ce sont des exceptions. » (Nicolas-Balthazard, 1907).

Pendant cette période latente, le malade peut éprouver quelques troubles nerveux, des fourmillements, de l'engourdissement au niveau de la morsure et même des douleurs dans le membre mordu. Souvent aussi des modifications psychiques surviennent aussitôt après l'accident. Elles peuvent se voir chez le mordu qui ne se doute nullement de son état, légèrement blessé ou simplement léché par un animal inconnu, dont les allures n'auront pas suscité dans son esprit l'idée d'une rage possible. Elles s'observeront de préférence chez l'individu impressionnable et nerveux, apprenant à la suite de son accident, que l'animal mordeur a été reconnu enragé. Le malade devient alors inquiet, sombre, taciturne. Son accident l'obsède, il se demande s'il ne va pas devenir la proie du terrible mal. Il compte avec anxiété le temps qui le sépare du quarantième jour, cette date, dans l'imagination populaire, devant toujours marquer le début de la rage. Parfois il devient craintif, peureux, sans pouvoir s'expliquer la cause de ses frayeurs. Ces craintes le poursuivent sans répit, jour et nuit, jusque dans son sommeil, peuplant de cauchemars les quelques moments de repos qu'il arrache à son insomnie.

Enfin il est des cas où l'incubation n'est marquée

par aucun symptôme et les premiers phénomènes ne se montrent qu'à la période prodromique.

Période prodromique. — « Elle peut durer huit jours au maximum, elle est généralement beaucoup moins longue et peut manquer totalement. » (Nicolas Balthazard).

Quand les troubles nerveux et les phénomènes psychiques ont manqué pendant l'incubation, c'est à ce moment qu'ils apparaissent. En même temps, le malade peut ressentir des céphalées violentes, un malaise général. Il prend parfois un facies terreux, avec langue saburrale, inappétence, dégoût de tout ; la température s'élève de 1° à 1° 5. Le rabique revêt l'aspect des grands infectés. Il peut même présenter des vomissements incoercibles pendant un ou deux jours. Si les anamnestiques manquent, on peut facilement commettre une erreur de diagnostic.

Mais cette phase prémonitoire ne dure pas longtemps et, bientôt apparaissent des symptômes, qui vont imposer le diagnostic dans l'esprit du clinicien et impressionner davantage le malade. La rage se confirme et entre dans sa période d'état.

Période d'excitation. — Des troubles respiratoires apparaissent. Au milieu d'un calme parfait, la respiration se ralentit. L'inspiration devient profonde ; tous les muscles respiratoires entrent en jeu, les épaules se soulèvent lentement, comme si elles voulaient se rapprocher l'une de l'autre. A la fin de cette inspiration, surviennent quelques contractions spasmodiques du diaphragme ; puis, après quelques secondes d'apnée, l'expiration se fait par un long et profond soupir. Et cette expiration lente et suspirieuse est souvent suivie d'inspirations courtes, saccadées, qui se succèdent rapidement, comme des sanglots : c'est le spasme respiratoire. Un sentiment d'angoisse accompagne ces troubles de la respiration. Le malade a la sensation d'un poids qui lui écrase la poitrine, le facies exprime l'angoisse, l'œil est fixe. Et il traduit souvent la frayeur qu'il éprouve par une série de petits cris brefs, qui se suivent sans interruption : c'est le spasme laryngé.

En même temps le rabique déglutit difficilement les liquides. Au début, c'est une simple gêne ; il garde le liquide un instant dans la bouche, puis l'avale à grand peine, avec effort. Mais bientôt cette gêne augmente et la déglutition devient impossible ; l'hydrophobie apparaît : le malade demande à boire et à la vue du verre qu'on lui présente, il devient inquiet. En tremblant, il approche le verre de ses lèvres, mais aussitôt survient une contraction violente de tous les muscles du cou et du pharynx. Brusquement, il renverse la tête en arrière et éloigne le verre d'un mouvement convulsif. Une expression indicible d'effroi s'échappe de son visage qui pâlit, le regard est brillant, fixe, hagard. La bouche sèche, torturé par une soif ardente il essaye une nouvelle tentative, mais toujours la même constriction pharyngée se reproduit : c'est le spasme hydrophobique.

Ce spasme peut apparaître uniquement pour les liquides ; mais souvent le malade ressent une douleur atroce, presque continuelle, au niveau du pharynx. Toute déglutition est impossible, même celle de la salive.

Ces différents spasmes sont douloureux : le rabique souffre. Et cette douleur, jointe à la frayeur continuelle qui l'opprime, donne à son facies, mobile et inquiet, un air de souffrance et de tristesse, pendant les périodes de calme, une expression d'angoisse et de terreur, au moment des spasmes. Son regard, brillant par intervalles. devient peu à peu méchant. Ces yeux grands ouverts, fixes, présentent une mydriase intense. C'est un regard « sombre et farouche », féroce et terrifiant : il exprime la peur et il fait peur.

Le rabique présente en outre une agitation continuelle. Il ne fait rien normalement. Ses mouvements sont brusques, incoordonnés. Il est inquiet, ne peut rester en place, ne se trouve bien nulle part : debout, il marche sans cesse, s'assied, se relève immédiatement. Couché, il se retourne constamment dans son lit. Des petites contractions cloniques passent continuellement dans tous ses muscles ; le visage est grimaçant, animé de tics incessants.

Il existe une hyperesthésie sensitive et sensorielle très marquée. La moindre sensation tactile provoque une contraction brusque, des cris. L'air trop vif impressionne désagréablement le malade (aérophobie) ; c'est une des causes du spasme respiratoire. Il craint le froid, couvert de sueurs, il cherche à se découvrir, mais, aussitôt, il frissonne. Il sursaute au plus faible bruit ; le sens de l'ouïe acquiert une sensibilité exquise. La lumière le gêne, il a de la photophobie.

A une période variable de la maladie, on peut

observer du ptyalisme. Il n'y a pas toujours hypercrinie salivaire : le rabique crachotte pour éviter la
déglutition douloureuse de la salive.

Les vomissements sont fréquents, surtout chez
l'enfant. Dans un effort bruyant, par une contraction
brusque du diaphragme, le malade rejette une abondante quantité de matières noirâtres.

Peu à peu le cœur s'accélère et la tachycardie finit
par devenir extrême. Le pouls est irrégulier, accéléré
parfois intermittent. Dans certains cas cependant,
il est ralenti.

Le malade urine peu ; l'albuminurie et la glycosurie
sont fréquentes.

La température a une marche graduellement
ascendante. Elle atteint rapidement 39°5, 40°. Plus
rarement on observe de l'hypothermie, avec une
ascension au moment de la mort.

Pendant les premières heures de la maladie, les
différents spasmes, plus ou moins espacés, ne se
produisent qu'à l'occasion d'une excitation extérieure
mais ils ne tardent pas à augmenter de violence,
d'intensité et de fréquence. D'abord localisés au cou
et au thorax, ils se généralisent ensuite à tous les
muscles du corps. Ils deviennent plus fréquents. Une
simple excitation sensorielle suffit à les provoquer.
Le rabique n'a plus besoin d'essayer de boire pour
avoir un spasme, la simple vue, le bruit de l'eau lui
donnent naissance. L'accès éclate au moindre souffle,
au simple rayon lumineux, au plus faible bruit. Et il
finit par se produire tout seul, à la seule pensée d'une
excitation possible.

Les accès deviennent de plus en plus fréquents, continuels et, en même temps, l'état général décline rapidement. Le facies devient pâle et amaigri, les yeux excavés et bistrés, la mydriase extrême, le pouls petit et incomptable ; la température monte à 41, 42° ; quand il y a eu hypothermie pendant la période d'excitation elle peut n'atteindre que 38°5, 39°. Le malade tombe peu à peu dans la période de dépression.

Période paralytique. — Les accès cessent. De temps en temps un spasme secoue violemment le thorax du rabique. Les vomissements peuvent augmenter de fréquence, une bave spumeuse s'échappe des commissures. Les membres sont en résolution musculaire complète ; le malade ne réagit plus, tombe dans le collapsus et meurt, par la gravité croissante des troubles respiratoires et cardiaques, trois à quatre jours après le début de la maladie confirmée.

Cette phase de dépression peut durer plusieurs heures, mais elle manque souvent et le malade meurt au milieu de l'agitation, avec conservation complète de tous ses mouvements.

Après la mort, la température peut atteindre 42°, 43°.

A ces différents phénomènes, s'ajoutent souvent un délire violent de paroles et d'action, mais ce symptôme peut manquer et nous le décrirons à part, à propos de la forme cérébrale.

Si nous résumons les principaux symptômes que nous venons d'énumérer, nous voyons que le syndrome bulbaire se caractérise surtout par des spasmes et en particulier par le spasme hydrophobique, le symptôme rabique par excellence, par des troubles respiratoires et cardiaques et en outre par un état d'excitation plus ou moins intense, auquel s'ajoutent de la fièvre, de la sudation, de la sputation.

Nous allons maintenant voir ce syndrome bulbaire, unique ou prédominant sur des malades, et les observations suivantes nous serviront, en outre, à étudier particulièrement les spasmes et l'agitation du rabique.

*
* *

Un enfant va nous montrer cette forme bulbaire dans toute sa pureté :

Observation 1. — Inédite, due à l'obligeance
de M. le Dr BERCHOUD.

P... Léopold, deux ans trois mois. Entré à l'hôpital de la Charité, salle Sainte Aline, le 17 août 1905 ; service de M. le Dr Audry (suppléé par M. le Dr Berchoud).

Parents bien portants. Pas de maladie antérieure.

Le 27 juillet courant, vers le soir, un énorme chien inconnu mord l'enfant au front, si violemment, qu'il coupe un lambeau de peau. Le chien, abattu immédiatement, est reconnu enragé à l'école vétérinaire de Lyon.

Le lendemain, on commence le traitement à l'Institut antirabique de Lyon. Pendant le traitement, rien d'anormal. Mais ce matin, 17 août, en revenant de l'Institut, l'enfant refuse de boire. Effrayé, le père l'amène le soir à l'hôpital.

A l'entrée (17 août). — Bel enfant, très éveillé, mais inquiet, changeant constamment de place et se plaignant de céphalée. Hydrophobie très marquée. Quand on lui donne un verre contenant de la limonade qu'il aime beaucoup, il le repousse violemment et il est pris de mouvements convulsifs consistant en des inspirations courtes et superficielles. En même temps le larynx est animé de mouvement d'ascension. Ces mouvements durent tant que le liquide est à proximité. Par contre, il mange un gâteau et suce des bonbons acidulés, sans spasme. L'hydrophobie est réveillée par le bruit du liquide. On essaye de tremper des biscuits dans du lait et de faire une bouillie épaisse dans laquelle l'enfant ne peut voir le liquide. Il l'approche de sa bouche, prend la pâtée avec ses doigts et la repousse dès qu'il a la sensation d'humidité.

18 août. — Nuit assez calme. Ce matin, agitation et hydrophobie moins marquées. La vue du liquide ne provoque plus de spasmes, mais il ne peut prendre aucune boisson ; il mange une brioche et quelques fruits. Pas de fièvre, pas d'albuminurie.

Le soir. — Aggravation. On a fait une inoculation de moelle rabique, car devant l'amélioration du matin, on avait cru à une rage atténuée par le traitement. Ce soir, l'agitation est extrême. L'enfant, dans son lit, ne reste pas une minute en place : il s'assied, le regard fixe, puis se projette brusquement à l'autre bout du lit, s'élançant et retombant n'importe où, la tête butant aussi bien que les membres. Les membres sont agités de mouvements convulsifs rapides. Connaissance parfaite ; l'enfant ne veut pas quitter son père et souvent se jette dans ses bras. Physionomie inquiète. Pas d'hallucinations. Un lavement de sérum, avec un peu de chloral, n'est pas gardé.

Minuit. — Agitation continuelle. Vomissements abondants, débutant brusquement, qui, à aucun moment, ne furent teintés en vert. Tout en s'agitant, il pousse un cri, toujours le même, sans ouvrir la bouche, sorte de râclement laryngé. Mouvements de diduction de la mâchoire, mais il ne cherche pas à mordre.

Peu à peu, les mouvements cessent. Tachycardie extraordinaire ; pouls fémoral : 180. Respiration irrégulière, spasmodique, ralentie. Spasmes des globes oculaires. Cet état se prolonge une heure environ et l'enfant meurt, sans spasmes, comme dans une syncope.

Le système nerveux périphérique fut examiné à diverses reprises : A l'entrée rien d'anormal. Au deuxième jour, hyperexcitabilité auditive et sensitive. Pas de photophobie, pas d'exagération des réflexes, pas de contractures, pas de paralysie. A aucun moment on n'a observé de la paralysie des réservoirs. La mydriase apparaît trente-six heures environ après le début, les spasmes oculaires vers la quarantième heure ; presque jusqu'au moment de sa mort, l'enfant put remuer bras et jambes.

Autopsie. — La plaie de la morsure qui siège sur le frontal, à droite, est en bonne voie de cicatrisation. L'os est intact. Le cerveau s'affaisse, sur la table d'autopsie. Il est congestionné. Pas de liquide dans les ventricules.

Poumoms congestionnés. Pas de bronchopneumonie.

Péricarde, cœur, estomac, normaux.

Foie plutôt gros. Donne à la coupe, comme au toucher, l'impression de foie gras, en tout cas de foie malade. Il est pâle avec des aires blanc jaunâtres.

Rate un peu grosse.

Reins congestionnés.

Le bulbe inoculé, a reproduit la rage chez le lapin.

Examen histologique des viscères. (Voir *Lésions viscérales*)

Une hydrophobie qui ouvre brusquement la scène et qui dure, à part une légère rémission de quelques heures, pendant toute la maladie, des troubles respiratoires et cardiaques, de l'hyperexcitabilité et une agitation extrême, des vomissements, tels sont les principaux symptômes présentés par ce petit malade. Il n'a eu ni délire, ni paralysie.

Cet enfant nous offre, en outre, un exemple très net de spasme hydrophobique, symptôme que nous allons étudier sur différents malades.

Les différents spasmes rabiques. — Chez ce petit rabique, il n'y a pas la moindre dysphagie; il peut s'alimenter : c'est le spasme uniquement hydrophobique, qui n'attend pour éclater, que la sensation, la vue ou le bruit de l'eau. Et nous voyons cet enfant aller pour ainsi dire au devant de son spasme, avec ce biscuit humecté que dans son inconscience, il porte à ses lèvres.

Le « grand symptôme », apparaît aussi très nettement dans l'observation suivante, où il s'agit encore d'une forme bulbaire à peu près pure.

Observation 2. — KASPAREK et Karl TEUNER. Sur un cas de rage furieuse survenue sept mois après le traitement pasteurien. *Berliner klinische Wochenschrift*, 1902 (Résumé) (1).

F..., sept ans, mordue au poignet gauche, le 11 septembre 1900 par un chien reconnu enragé. Traitement antirabique du 24 septembre au 9 octobre. Le 9 mai, céphalée et douleurs dans l'épaule droite, insomnie. Trois jours après, inquiétude, spasme hydrophobique, fièvre. Le cinquième jour, respiration irrégulière, fréquente. Urines : densité 1022, un peu d'albumine, pas de sucre, diazoréaction négative. Examen du sang : 4.500.000 globules rouges, 30.000 globules blancs, la plupart des polynucléaires. Inoculation du liquide céphalo-rachidien, négative. Légers tressaillements dans les muscles du visage. La vue d'un verre d'eau provoque des spasmes dans les muscles de la face. Malgré cela, elle prend l'eau dans la bouche, mais elle la rejette immédiatement ; ses yeux deviennent brillants, le visage angoissé. Le sixième jour, l'hydrophobie persiste, mais l'enfant peut

(1) Toutes les observations déjà parues, que nous rapportons dans ce travail, sont résumées. Nous ne le répéterons pas à propos de chacune d'elles.

manger. Spasmes violents généralisés. Hallucinations visuelles. Le septième jour, aggravation. Ne meurt que le neuvième jour.

Chez un troisième enfant, plus âgé que les deux précédents, et qui analyse ses sensations, cette phobie des liquides devient l'unique préoccupation ; elle le poursuit sans cesse :

Observation 3. — PERROCHAUD et PIGNÉ.
Gaz. médic. de Paris, 1836.

E. G.., douze ans, mordu à la main droite par un chien. Deux mois après, douleurs dans le bras droit : agitation, inquiétude. Le lendemain, il boit avec répugnance et paraît oppressé quand on lui montre un verre. Il avale du pain, mais si le pain est mouillé, le spasme hydrophobique apparait. Il consent à se laver les mains, mais dès qu'on lui présente de l'eau, il s'agite, crie en pleurant qu'il est bien malheureux. Ne crache pas, avale sa salive.

Le quatrième jour, les accès d'hydrophobie se répètent. Il demande à boire et, à la vue d'une cuiller, il s'écrie : « Retirez cette cuiller, quand je la vois, il me semble que je suis fou. » Pour manger des grains de raisin, il commence par porter le grain vers l'oreille, le rapproche avec précaution de ses lèvres, l'introduit brusquement dans la bouche, et, aussitôt le grain écrasé, il entre en convulsions de tous ses membres. Interrogé sur ce qu'il ressent au commencement de chaque crise, il répond que sa langue est sèche et qu'il ne peut pas respirer. Dans la nuit, alternatives de calme et de convulsions. Le moindre mouvement provoque les spasmes et il répète que ses convulsions sont toujours provoquées par la crainte de l'eau et l'idée qu'on va lui en présenter. Il se plaint du froid qu'il attribue à l'eau qu'il croit voir. Vomisssements ; ptyalisme. Souffre horriblement. Alternatives de délire et de raison parfaite. Il nous tend les mains pour nous embrasser et nous fait ses adieux en nous recommandant d'assister à son enterrement. Il devient furieux, puis se met à rire. Meurt le soir.

Dans les trois cas précédents, le spasme n'apparait que pour les liquides et rien que pour eux. Mais il peut exister une dysphagie tellement douloureuse que toute ingestion d'aliment solide ou liquide devient impossible. Le malheureux malade ne peut même plus déglutir sa salive et bave constamment. Il s'agit alors, non plus de spasme uniquement hydrophobique, mais d'une constriction pharyngienne très douloureuse, presque continuelle ou se produisant à la moindre cause :

Observation 4. — MÉNÉTRIER et OPPENHEIM. Un cas de rage humaine. *Bull. Soc. méd. Hôp. Paris*, 1900.

K... Louise, quarante-six ans. Mordue le 13 octobre 1899 à la joue droite par un chien reconnu enragé. Traitement antirabique le 20 octobre, pendant vingt jours.

Le 24 novembre, quinze jours après la fin du traitement, céphalées violentes. Ce symptôme insolite rappelant son attention sur le mal auquel elle se savait exposée, elle devient inquiète et préoccupée. Le 28 novembre, la déglutition des liquides devient difficile et s'accompagne bientôt d'un spasme douloureux. Le lendemain la répulsion pour les liquides, en raison de l'angoisse qu'elle éprouve au moment du spasme devient telle, qu'elle cesse de s'alimenter et de boire. Elle ne peut même plus déglutir sa salive qu'elle laisse baver hors de la bouche. Insomnie, tant à cause de son angoisse morale que des spasmes douloureux pharyngés. Le 2 décembre, agitation extrême; regard mobile avec une expression d'inquiétude incessante et qui devient de l'angoisse quand se produisent les spasmes douloureux du

pharynx. Gêne respiratoire, R. : 28. Constipation. Albuminurie. Intégrité de la sensibilité, pas d'hyperesthésie.

A force de persuasion, on parvient à lui faire boire près
d'un litre de lait. Le soir, T. : 39°. Elle peut dormir. Elle se
réveille à 6 heures ; une heure après, brusquement elle
pâlit et meurt en quelques secondes, sans paroles et sans
agitation, très probablement d'une syncope.

Autopsie. — Examen macroscopique : rien aux centres
nerveux ; rien aux différents organes, sauf de la congestion
du poumon et de l'estomac.

Inoculation du bulle au lapin, résultat positif. Examen
histologique : ni lésions grossières, ni lésions fines appré-
ciables du système nerveux.

Examen histologique des autres organes (Voir *Lésions
viscérales*).

Observation 5. — De BEURMANN. *Revue de Méd.*, 1884.

L..., quarante-trois ans. A la suite d'un surmenage, elle
devient très irritable. Le 12 octobre, elle ressent une sensation
gênante, plutôt que douloureuse, à la base du cou. Oppressée,
il lui semble qu'elle va étrangler quand elle essaye d'avaler sa
salive. Elle raconte ses sensations d'une manière très lucide.
Deux heures après, voulant boire, elle devient agitée. Elle
raconte d'une voix entrecoupée qu'elle n'a pu avaler sa
potion. Elle consent à boire, mais, dès qu'elle essaye, spasme
douloureux : se redresse sur son lit, crie, porte les mains au
cou, dit qu'elle souffre horriblement. Ne peut plus avaler sa
salive ; bave continuellement.

Le lendemain, agitation extrême, sensation d'angoisse et
de strangulation très douloureuse : hyperesthésie. T. : 40°, 2.
Mort le 14.

Seize mois et demi avant, la malade avait été léchée à la
lèvre sur une excoriation par un chien enragé. Depuis, elle
avait eu soin d'éviter le contact des chiens.

Ces deux malades ne présentent pas une horreur
particulière de l'eau, mais de toute chose à déglutir ;

la déglutition est impossible, par spasme pharyngien douloureux. Ce même symptôme existe aussi dans le cas 36, où le malade ne se révèle rabique, que lorsqu'il tente d'approcher une boisson ou un aliment de ses lèvres ; de même dans le cas 12, on voit un enfant avoir constamment les doigts dans la bouche, pour en enlever la salive et éviter la douleur d'une déglutition.

Le spasme hydrophobique peut s'amender spontanément ou être vaincu par la volonté du malade. L'enfant de l'observation 3 emploie un stratagème curieux pour manger des raisins; dans le cas 4, la malade surmontant son spasme, boit près d'un litre de lait. Témoin encore cet hydrophobe dont parle Rioche, qui dans un effort désespéré « s'élance sur la cuiller remplie d'eau avec une telle avidité, que l'on entend les dents grincer contre le métal et, d'un seul coup, il avale le contenu. » Mais chez d'autres, le « grand symptôme » persiste intact jusqu'au dernier moment, quelle que soit la longueur de la maladie (six jours dans le cas suivant) :

Observation 6. — Leclerc et Sarvonnat. Un cas de rage par lèchement sans morsure. *Bull. Soc. méd. Hôp. Lyon*, 1904.

H... 23 ans, léchée aux mains, sans doute sur des crevasses en janvier 1904, par un chien probablement enragé. qui disparaît, Le 29 avril, trois mois et demi après avoir été léchée, spasmes pharyngés et faiblesse des jambes, Agitation, insomnie.

Le 3 mai, hydrophobie. État psychique parfait. Hyperesthésie cutanée, aérophobie, hypéracousie ; probablement hallucinations auditives ; pas de photophobie. T. : 38°9. Constipation ; faim et soif vives.

Le 4 mai, nuit agitée, délire, veut partir ; T. : 39°5. Pouls : 80-100. Angoisse, sensation de corps étrangers au pharynx. Urines rares, légère albuminurie, pas de sucre. T. : 39°5. Pouls : 120-130, le soir. Agitation extrême. Elle est tourmentée par la pensée qu'elle ne peut se laver les mains. Respiration irrégulière, saccadée. Ponction lombaire : le liquide s'écoule d'abord en jet, puis à grosses gouttes ; aucun élément figuré.

Le 5 mai, T. : 40°5. Mydriase, spasmes fréquents, généralisés. Visage grimaçant. État intellectuel lucide ; elle est toujours torturée par l'idée de boire et de se laver qu'elle ne peut satisfaire. Meurt brusquement le sixième jour.

La polynucléose du sang (82 p. 100) apparaît le 5 mai.

Autopsie. — Congestion viscérale et des méninges.

Inoculation du bulbe au lapin : les lapins meurent de rage le quinzième et le dix-huitième jour.

Examen histologique. Ganglion spinal : lésions typiques, envahissement du ganglion par des cellules rondes. Infiltration de grains bleus et manchons leucocytaires périvasculaires surtout marqués dans la moelle, plus léger dans la corticalité cérébrale et les noyaux gris centraux. Rien au cervelet.

Si nous résumons les six observations précédentes, nous voyons, dans les trois premières, une hydrophobie sans dysphagie, dans les autres, ces deux phénomènes sont associés. Une troisième variété nous montre la dysphagie existant seule, sans hydrophobie :

Observation 7. — LIVON. *Marseille médic.*, 1886, p. 385.

Jeune fille de vingt-trois ans, mordue à la main droite, le 3 juin, par un chat qui, abattu, ne fut par reconnu enragé.

Pas de traitement. Le 10 juillet, inquiétude, agitation, dyspnée et dysphagie Par d'hydrophobie; buvait et ne s'arrêtait qu'à cause de la dysphagie. Les symptômes les plus marqués étaient du côté de la respiration, par moments, cyanose. Langue constamment projetée en avant. Mydriase, yeux hagards. Parlait avec lenteur.

La faiblesse s'accroît. Mort le 12 juillet, trente-neuf jours après la morsure.

Ces différents malades nous ont permis d'étudier « le symptôme rabique par excellence », la phobie des liquides. Ce qui augmente encore la souffrance du rabique, ce sont les spasmes, provoqués par les troubles respiratoires, qui s'ajoutent généralement au spasme hydrophobique. Ces spasmes respiratoires se montrent particulièrement intenses dans les deux cas suivants, surtout chez le malade de Feltz et Archambaud, chez lequel les accès de suffocation s'accompagnent d'une excitation extrême :

Observation 8. — Créquy. *Gaz. Hôpitaux Paris*, 1869, n° 27.

L..., douze ans, mordu à la main par un chien suspect. Il ne parle pas de l'accident. Mais sept mois plus tard, pressé par des rêves affreux, où il ne voit que des chiens enragés, il perd son courage de dissimulation, et fait part à sa mère, de ses terreurs. Quatre jours après, gêne respiratoire. Air anxieux, longues et fortes inspirations toutes les quinze secondes. Boit avec peine. Crampes douloureuses dans le membre mordu. Intelligence très nette, mais vive inquiétude.

Le lendemain, l'agitation et l'anxiété augmentent. Hydrophobie. Facultés affectives très développées. Il témoigne une vive sympathie à son entourage ; à une personne qui paraît le craindre : « Approchez, dit-il, je ne vous mordrai pas. » Accès de suffocation intenses. L'oppression est telle qu'il est forcé de rester assis sur son lit.

Le soir du cinquième jour, l'oppression augmente, et il meurt dans un accès, sans avoir perdu l'usage de ses facultés intellectuelles.

Observation 9. — FELTZ et ARCHAMBAUD. Cas de rage à incubation prolongée. *Gaz. Hebd. de Méd. et de Chir.*, 1897.

G., vingt ans ; à la suite d'excès, frissons et difficulté respiratoire. Par moments, inspiration un peu plus profonde ; pouls : 60 ; T. normale. Il éprouve comme un poids énorme qui lui écrase la poitrine. Il a la gorge serrée et comme bouchée. Douleurs partant du sternum, s'irradiant dans le bras gauche et la main qui, pendant quelques instants, est engourdie et sans force. Pouls lent. Hydrophobie intense. Face pâle, terreuse. Toutes les trois ou quatre minutes, inspiration profonde, presque tétanique, qui le fait sursauter ; il s'élance alors d'un bond et malgré lui hors de sa chaise ou du lit où il se trouve, puis redevient calme à l'instant. Dans l'intervalle des crises, il s'entretient d'une voix entrecoupée, mais calme. Sudation, frissons.

Le soir, accès de délire furieux, se précipite sur les personnes qui l'entourent, cherche à les battre. Meurt cyanosé.

Il avait été léché, six mois auparavant, sur la bouche par un chien enragé. Ses parents avaient oublié ce fait.

Ces spasmes respiratoires peuvent exister seuls, sans hydrophobie (obs. 7). Ils constituent alors le symptôme dominant, auquel peuvent parfois s'ajouter d'autres phénomènes tels que les vomissements :

Observation 10. — GAMALÉIA. *Ann. Inst. Pasteur*, 1887 (observation V).

B... André, quatre-vingt deux ans. Mordu le 10 décembre au nez, à la main et au bras droit par un loup enragé.

17 janvier. — Pendant la nuit, nausées et vomissements.

Toute la journée, vomissements incoercibles, inspiration par moments suspirieuse; avale sans difficulté.

18 janvier : Vomit encore, mais moins fréquemment; pas de douleurs, difficulté d'avaler. Se remue sans cesse; humeur capricieuse. 19 janvier : Spasmes respiratoires, efforts de vomissements. Le malade a pu boire jusqu'à la mort, qui survient à 2 heures du matin.

L'agitation du rabique. — Dans tous ces exemples de forme bulbaire, il est un symptôme que l'on note constamment : c'est un état d'inquiétude continuelle, un besoin impérieux de mouvement.

Cette agitation est bien spéciale au rabique ; elle doit être séparée du délire et des hallucinations, que nous verrons au contraire prédominer dans la forme cérébrale. Dans la forme bulbaire pure, le malade conserve toute sa connaissance, mais il est inquiet et ne peut rester en repos. Ses mouvements sont désordonnés ; l'incoordination motrice est très marquée.

Plusieurs causes expliquent cet état d'excitation. C'est d'abord cette hyperexcitabilité générale de tout le système nerveux qui pousse le rabique à s'agiter sans cesse, et à réagir violemment à la plus faible cause. C'est ensuite ce sentiment d'angoisse, d'asphyxie, qui accompagne les troubles respiratoires. Ainsi, le malade de Feltz et Archambaud (obs. 9), sursaute quand survient une inspiration profonde ; il s'élance d'un bond hors de sa chaise ou de son lit. C'est enfin la douleur occasionnée par la constriction spasmodique du pharynx ; voici, par exemple, un cas d'agitation violente, provoquée par des spasmes pharyngés douloureux :

Observation 11. — Sano. Un cas de rage humaine suivi d'autopsie. *Journ. de Neurologie*. 1900. n°ˢ 21 et 23.

C. C..., cinquante et un ans, mordue à la lèvre, le 24 décembre, par un chien inconnu. Pas de traitement; n'attache aucune importance à sa blessure.

Le 16 janvier, elle entre à l'hôpital et refuse toute nourriture. Elle raconte que depuis une quinzaine de jours, elle a des insomnies et des cauchemars et attribue la cause de son état nerveux actuel à l'arrestation de l'amant de son amie. Ce fait l'avait tellement impressionnée, qu'elle fut prise le 15 janvier de crises violentes et dès ce moment elle ne put avaler ni solides, ni liquides. On apprit en outre que pendant toute la période prodromique, cette femme fut triste, querelleuse ; elle avait, dans sa méchante humeur, chassé ses trois enfants de chez elle.

Respiration saccadée ; pouls petit = 90. Apyrexie. Anurie, constipation. Accès d'hydrophobie violents, provoqués par la vue de la boisson ou de la nourriture : debout, les traits contractés, exprimant une terreur atroce, les yeux fixes, les muscles du cou tendus comme des cordes, la malade menace l'entourage. Les accès d'hydrophobie se répètent. Elle meurt le 18 au matin au milieu d'un spasme.

Autopsie. — Pas de lésions macroscopiques. Pas ou peu de lésions ganglionnaires. Pas de tubercules de Babes.

Inoculations du bulbe à un chien et à trois lapins. — Le quinzième jour, début des accidents chez le chien et un lapin qui meurent tous deux de la rage. Des deux autres lapins, l'un succombe, deux mois et demi après l'inoculation, à la rage, l'autre reste normal. Dans le système nerveux des lapins et du chien inoculés avec le bulbe de la malade, l'auteur n'a pas trouvé de nodules rabiques et toutes les cellules étaient conservées dans le ganglion noueux (1).

(1) Sano: Lésions anatomo-pathologiques de la rage chez l'homme et chez les animaux. *Journal de Neurol.*, 1900.

Ce besoin impérieux de mouvements, qui se retrouve chez le chien fuyant le logis de son maître, apparaît très nettement dans l'observation suivante : Un enfant de neuf ans, qui ne présente aucun délire, marche sans cesse ; il ne s'arrête que pour expirer :

Observation 12. — Prosper Lemaitre. Cas de rage chez un enfant de neuf ans. Traitement à l'Institut Pasteur. Mort. *Bull. Acad. Méd.*, 1900, p. 655.

J. M..., mordu à la joue le 9 mars par une chienne qui n'est reconnue enragée que le lendemain à l'autopsie ; l'inoculation de son bulbe produit la rage. — Traitement le 12, pendant vingt et un jours.

Le 13 avril, douze jours après la fin du traitement, à la suite d'une aspersion d'eau froide dont il éprouve une vive contrariété, il a des nausées. Les jours suivants, inappétence, vomissements bilieux abondants. Agitation.

Le 17 avril. Dysphagie, spasme pharyngé persistant après chaque déglutition. Photophobie, crainte du bruit. Le 18, insomnie, agitation continuelle et spasmes incessants. Accès d'hydrophobie. Respiration irrégulière et difficile. Il fait des efforts de déglutition sans y parvenir, passe continuellement les doigts sur sa langue qu'il essuie avec les draps. On dirait qu'il cherche à enlever de sa bouche toute salive qui pourrait provoquer les efforts douloureux de déglutition. Intelligence intacte. L'enfant parcourt la salle en tous sens, les doigts toujours dans la bouche pour extraire la salive qui s'écoule en abondance. Une piqûre de morphine ne le calme pas : Il marche toujours. Mais bientôt la torpeur arrive, il se couche sur le plancher et meurt.

En regard de cet enfant, nous placerons trois adultes, chez lesquels on constate encore la même agitation avec absence totale de délire :

Observation 13. — MARCHAIS. — Contribution à l'étude de
la rage humaine. *Th. Paris*, 1891 (obs. II).

C. G.., soixante-cinq ans, mordu le 12 septembre 1888, par
un chien reconnu enragé, à la face, au bras et à la jambe.
Traitement pasteurien.

Le 6 octobre, douleurs dans la cicatrice de la plaie de la
face (sourcil). Céphalée, tristesse, préoccupation, alors que
jusque là, il avait été très gai ; insomnie, aérophobie, hydrophobie. Le 11, excitation. Ne pense pas du tout à la gravité
de son état. Explique la difficulté qu'il a d'avaler les liquides,
même au chalumeau, par un rhume contracté en sortant de
bonne heure ; fait des projets pour le moment où il sera
guéri. Demande même à sortir de l'hôpital, car l'inaction
lui pèse. Malgré son agitation, il conserve son bon sens
jusqu'à sa mort, qui a lieu le 13.

Observation 14. — DESGUIN. *Acad. roy. de médec.* (Belgique).
Séance du 15 mai 1889.

H. M..., vingt-quatre ans, mordu le 3 mai 1887 à la tête et
à la jambe.

Le 18 mai 1889, deux ans et sept mois après la morsure, il
éprouve sans cause une violente constriction de la gorge et
il lui est impossible d'avaler les liquides. Trois jours après,
dysphagie, hydrophobie, spasmes, hyperesthésie générale,
agitation. Intelligence intacte. Le 22, spasmes, agitation,
crachottement. Il conserve sa lucidité, mais il prévoit sa
fin prochaine, fait connaître ses dernières volontés, appelle
auprès de lui ses parents, distribue les menus objets qu'il
possède et meurt dans un état convulsif.

Observation 15. — TROLLIET. *Traité de la Rage*, 1820, p. 61.

Péchet, seize ans, mordu à la joue ; quarante jours après,
aérophobie intense, photophobie, refuse de boire, spasmes
et ptyalisme. Loquacité qui dure quatre jours et ne cesse

que peu de minutes avant la mort. Ne dit rien que de très sensé, et s'entretient avec la plus grande tranquillité de la mort certaine à laquelle il s'attend. Il désire mourir le samedi, pour avoir du monde à son enterrement le dimanche, désigne les personnes qui le porteront, fait assembler une grande partie du village pour faire sa prière. Mort le quarante-cinquième jour.

L'excitation du rabique peut même aller jusqu'à la fureur, sans que le moindre délire apparaisse :

Observation 16. — Trolliet, *loc. cit.*, p. 58.

Praz, dix-huit ans, mordu à la face ; quinze jours après, céphalée, hydrophobie. Le dix-huitième jour après la morsure, mouvements convulsifs, vomissements, sputation, photophobie. Les convulsions s'accroissent et on doit attacher le malade. Mort le dix-neuvième jour. Pendant tout le cours de la maladie, la raison ne fut point troublée.

Observation 17. — Trolliet, *loc. cit.*, p. 60.

Prévieux, vingt-deux ans, mordu à la face, bras, cuisse. Trente-quatre jours après céphalée, éternuements. Hydrophobie. Quatre jours après, accès terribles ; on doit barricader la fenêtre de son appartement, de crainte qu'il ne s'y précipitât. Il déchire ses vêtements, ses draps, ses couvertures, se met la tête et les ongles tout en sang, en se frappant contre la muraille. Mort le trente-neuvième jour.

Sa raison ne fut jamais aliénée ; il s'excuse aux personnes qui l'entourent des peines qu'il leur cause. Il recommande à son frère, au plus fort de ses crises, d'éloigner sa femme qui était enceinte.

Et le maître lyonnais, qui vit venir dans notre vieil Hôtel-Dieu, tous ces malheureux, mordus en une seule matinée par une même louve enragée, exprime bien l'impression pénible qu'il ressentit devant une de ces crises d'agitation intense, provoquée par la douleur :

Observation 18. — TROLLIET, *loc. cit.* (obs. 3).

E. G..., dix-huit ans, mordu à la face par une louve enragée ; trente et un jours après, difficulté de boire, yeux brillants, parole rapide. Le lendemain, hydrophobie. Ne veut pas rester seul ; frayeurs continuelles. Sputation. Contractions douloureuses du bras droit.

Le soir, convulsions généralisées. Se jette hors de son lit, en poussant des cris effrayants et qui font fuir de son cachot les infirmiers qui l'entourent, bien qu'il ne menace personne. Je ne puis me défendre d'une semblable crainte et je fuis aussi le spectacle de la plus affreuse douleur, *horresco referens*. Personne, n'ose l'approcher. Convulsions continuelles, hurlements. Mort le lendemain.

Cette excitation est généralement considérée comme l'attribut constant du syndrome bulbaire. Cependant, en 1905, Paolo Galli a publié l'observation d'un enfant, chez lequel le tableau clinique se réduisit aux symptômes suivants : Déglutition difficile, paralysie du voile du palais, ptyalisme, troubles respiratoires, altération de la voix et absence d'hydrophobie et de toute excitation. En somme, syndrome bulbaire se traduisant par de la paralysie et un état d'apathie très marqué :

Observation 19. — Paolo GALLI. — Un caso di rabbia paralitica a sindrome bulbare. *Gazzetta degli Osped. e delle Cliniche*, 2 avril 1905.

P. Nazzareno, deux ans. Mordu gravement à la face le 26 mars 1903 par un chien enragé. Cautérisé au fer rouge une demi-heure après. Traitement le 28 mars, avec des moelles de huit-sept jours; le 1er avril, il en était déjà à la moelle de trois jours. (Deux lapins inoculés avec le bulbe du chien mordeur meurent de rage quinze ou seize jours après). Pendant tout le traitement, l'enfant, qui est surveillé de très près, ne présente rien d'anormal. Le 24 avril, vomissements de grand matin. Un peu de fièvre.

A l'entrée : Enfant très prostré, somnolent; pousse de faibles plaintes. Pas le moindre signe d'excitation, il se laisse examiner avec la plus grande facilité. Téguments normaux; tout au plus, une certaine rougeur de la face et au niveau des cicatrices. Sans être vraiment dyspnéïque (R : 26 à 30), il est néanmoins essoufflé (*ansante*). Quelques accès de toux. La déglutition s'accomplit bien et il boit. à petites gorgées, du lait et de l'eau. Rien du côté du système nerveux, rien au cœur, rien aux urines.

On pratique l'injection quotidienne de moelle. Dans l'après-midi, l'état s'aggrave: l'enfant est déprimé, apathique. Appelé, il ouvre les yeux, pousse une plainte entrecoupée par la douleur (*emetto un lamento quasi seccato pel disturbo*), puis referme les yeux. L'essoufflement augmente quand on l'oblige à se mouvoir. Pendant l'inspiration, dépression épigastrique et diminution de l'expansion thoracique. Il doit donc exister une parésie, sinon une paralysie des muscles respiratoires. P = 130. Sialorrhée. Pas la moindre hydrophobie. Il boit même avec un certain plaisir, mais le liquide n'est pas dégluti : une partie reflue par le nez, l'autre s'écoule par les commissures. On examine alors la gorge et l'on constate une paralysie du voile du palais qui est flasque et immobile. Même immobilité de tout le pharynx, malgré les plus vives excitations. Pas de réflexe pharyngé. Rien d'anormal aux autres nerfs crâniens, ni parésie, ni paralysie ni contracture des membres. Pas d'hyperesthésie sensitive, ni sensorielle. Pas de troubles sphinctériens. Rien aux réflexes. Pendant la nuit (24-25 avril), il paraît sortir de son apathie, il est un peu excité. Puis il retombe de suite dans une grande prostration.

Le 25, accentuation des phénomènes. Paralysie du voile et du pharynx, des muscles respiratoires et parésie du larynx : sans être aphone, sa voix est rauque, cornage. Pas d'hydrophobie, pas de photophobie, pas de phonophobie, pas d'aérophobie. Mouvements passifs possibles dans tous les membres ; mouvements actifs, lents et pénibles, ce qui semble plutôt dû à l'état d'obnubilation qu'à de la faiblesse musculaire.

Injection intra-veineuse de 3 centimètres cubes de moelle de trois jours. Aggravation dans l'après-midi. L'enfant, couché sur le côté droit, comme il l'est depuis le début, est assoupi. Appelé ou secoué avec insistance, il se réveille et ouvre les yeux. Si on lui présente un verre dans ces moments de lucidité, il l'écarte de la main et gémit. Ce symptôme unique et fugace, est peut-être une ébauche d'hydrophobie. La paralysie augmente, la respiration est difficile et pénible ; bronchoplégie. Meurt le 26 au matin en asphyxie.

La température :

	à 4 h. du matin :	à minuit :
Le 24	37,7	36,5
Le 25	36,7	35,5
Le 26	37,2	37,5 au moment de la mort.

Autopsie (27 avril). — Rien au système digestif. Pas de fausses membranes. Congestion des poumons et des reins.

Système nerveux central congestionné. Examen histologique : nodules de Babes et lésions ganglionnaires de Van Gehuchten et Nélis.

Quatre cobayes sont inoculés avec le bulbe, deux dans la chambre antérieure de l'œil, deux sous la dure-mère. L'un meurt le jour suivant, les trois autres meurent de rage vingt et un, vingt-cinq, quatre-vingt-neuf jours après.

Comme le fait remarquer Galli, il n'y a pas eu de période prémonitoire. Après une incubation de vingt-huit jours, surviennent une apathie et une prostation profondes. Pas de spasmes, pas la moindre agitation, pas de convulsions, pas d'hyperesthésie, pas de parésie des membres. Mais, uniquement, des phénomènes bulbaires se traduisant par de la paralysie du voile du palais, du pharynx, des muscles respiratoires et du larynx. En outre, pas de fièvre ; et mort en deux jours, sans que le petit malade soit sorti de son état d'apathie.

Cette observation prouve que l'agitation peut manquer dans le syndrome bulbaire. Elle est, en outre, un exemple très net du grand polymorphisme clinique de la rage. Comparons-la, en effet, avec l'observation 1 : Deux petits enfants du même âge, deux ans, sont mordus tous deux à la face, par deux chiens reconnus enragés ; tous deux sont soumis au traitement pasteurien, l'un le lendemain, l'autre le surlendemain de l'accident ; tous deux sont atteints de rage, l'un vingt-deux jours, l'autre trente jours après la morsure ; tous deux, enfin, présentent une forme bulbaire, mais chez l'un, la rage se traduit par de l'apathie et de la paralysie, sans hydrophobie, chez l'autre, par de l'hydrophobie avec excitation intense.

Ce sont là deux exemples qui prouvent combien la rage est protéiforme dans ses manifestations cliniques, puisque l'on peut observer des symptômes si différents sur deux individus, chez lesquels, les faits cliniques le montrent, la bulbe fut la localisation primitive du virus.

Ayant étudié le syndrome bulbaire à l'état isolé

sur différents malades, il nous resterait à citer des observations où il apparaît associé à d'autres syndromes, et en particulier, à celui qui l'accompagne le plus souvent : le syndrome cérébral. Mais nous tenons tout d'abord à étudier ce dernier.

§ II. Rage à forme cérébrale.

LE PSYCHISME DU RABIQUE

Nous venons de voir que le syndrome bulbaire peut s'accompagner d'excitation intense, sans que les facultés intellectuelles cessent d'être intactes. Mais souvent le délire apparaît, et les désordres psychiques peuvent même devenir prépondérants, au point de constituer une variété de rage spéciale : la forme cérébrale.

C'est par cette forme que la rage se rapproche le plus des maladies mentales pures. Rieaux a bien montré en 1888, l'analogie qui existe entre celles-ci et l'hydrophobie. Il insiste, avec M. le professeur Pierret, sur cette forme de rage, où les phénomènes cérébraux existent presque exclusivement : Le rabique devient alors un malade atteint de manie aiguë, ou d'un délire quelconque.

Mais la forme cérébrale n'est pas toujours aussi pure. Les phénomènes psychiques peuvent être plus ou moins voilés par les symptômes bulbaires, « par ces symptômes effrayants qui tendent à entraver l'action de la respiration et du cœur ». Aussi, devient-il parfois difficile de dégager les désordres psychiques du rabique, de faire la part de ce qui appartient en propre au délire et de ce qui revient à l'agitation, causée par les constrictions douloureuses du pharynx et les spasmes respiratoires. Ce qui augmente encore cette difficulté, c'est que, le plus souvent, le délire est intermittent; il apparaît, comme le dit Trolliet « par une sorte de gradation, en laissant des intervalles pendant lesquels des réponses justes peuvent faire douter de son existence ». Il peut même devenir un simple symptôme passager, se montrant au milieu d'une forme bulbaire; nous l'avons constaté plusieurs fois parmi les cas précédents. Mais il ne s'agit plus alors de forme cérébrale : Les phénomènes psychiques sont effacés. Dans la variété que nous étudions, ils dominent le tableau clinique.

La forme cérébrale est donc caractérisée par la prédominance des désordres psychiques, soit pendant tout le cours de la maladie, soit pendant la période d'état.

Le délire peut être le phénomène initial et constituer la principale manifestation clinique, ou bien ne se montrer qu'au paroxysme d'une excitation intense. Il se traduit le plus souvent par des hallucinations, sous lesquelles apparaît, généralement, une idée fixe : le souvenir de la morsure, la peur des médecins, les occupations professionnelles. Tous les degrés peuvent être observés, depuis le délire calme jusqu'au véritable accès de manie aiguë, de delirium tremens. Il peut aussi revêtir le type mélancolique, érotique, religieux. Et ce qui rend plus complexe encore cette forme cérébrale, c'est que ces différents genres de délire peuvent se trouver réunis chez le même malade.

Ces désordres cérébraux se traduisent par des actes et par des paroles. Le rabique est d'une loquacité extrême, on ne peut arriver à le faire taire. Il parle sans cesse, d'une voix tremblottante, saccadée, entrecoupée par des cris qui deviennent parfois, de véritables hurlements. Au paroxysme de sa furie, il brise tout ce qu'il trouve devant lui, menace son entourage. Mais, même au plus fort de ses accès de délire, il peut avoir des moments de lucidité et sa fureur cède, parfois, à des paroles prononcées sur un ton calme et doux.

Ce délire de paroles et d'actions augmente peu à peu d'intensité; les accès se répètent, deviennent continuels. La parole est de plus en plus inintelligible, le rabique finit par ne pousser que des cris inarticulés, et, insensiblement, il tombe dans le coma.

*
* *

Comme pour le type bulbaire, c'est encore un enfant qui va nous donner un exemple de rage à forme cérébrale :

OBSERVATION 20. *Personnelle* (Service de M. le Dr AUDRY). Rage à forme délirante et hallucinatoire sans hydrophobie (1).

B..., Henri, huit ans. Entré à l'hôpital de la Charité, salle Sainte-Aline, le 5 mai 1904.

Antécédents héréditaires : Père et mère nerveux. Le frère du petit malade a été traité il y a deux ans, dans le même service, pour de l'hydrocéphabie; il est mort il y a cinq mois.

Antécédents personnels : Né à terme et nourri au sein par la mère. Habituellement bien portant; cependant, au dire

(1) Cette observation a été résumée dans la thèse de Pérignat : *Forme délirante de la méningite tuberculeuse,* Lyon, 1905.

des parents, il aurait toujours été un peu nerveux; depuis la mort de son frère, il serait même devenu plus sensible.

Le 1ᵉʳ avril 1904, dans l'après-midi, il se promenait avec son père, lorsqu'un chien le mord, sans provocation, à l'index et au médius de la main droite. Le chien s'enfuit et disparaît. La plaie saigne beaucoup, elle est immédiatement lavée. L'enfant reçoit un pansement dans une pharmacie et deux ou trois heures après l'accident, il est conduit à l'Institut antirabique de Lyon. On le soumet immédiatement au traitement qui est continué pendant vingt et un jours.

Rien d'anormal pendant le traitement. Il va en classe comme d'habitude. Cependant il pense souvent à sa morsure. Il demande à ses parents s'il ne va pas devenir enragé. En outre, il est en butte aux tracasseries de ses petits camarades qui lui parlent toujours de rage. Cela rend l'enfant plus nerveux.

Le traitement est terminé depuis sept jours, l'enfant va bien, lorsque jeudi, *28 avril*, il ressent des douleurs à la main mordue, au niveau de la cicatrice, avec irradiation dans le bras. Dans la nuit, il commence à délirer, il a peur, parle souvent du chien qui l'a mordu et croit qu'on veut tuer son père. Par moments il ne reconnaît pas ses parents. Depuis, le délire ne le quitte plus.

Samedi 30 avril et *dimanche*, il vomit; constipation. Pas de céphalée. Insomnie depuis le 28.

Le 5 mai, il entre à l'hôpital, et le médecin qui l'envoie donne les renseignements suivants : « Depuis quelques « jours, le malade a de la fièvre et présente une sorte de « délire calme et permanent. Gargouillement dans la fosse « iliaque droite, constipation. Il a eu une forte selle diar- « rhéique ce matin, après le lavement. T. 39°6 ».

A l'entrée : Enfant très amaigri. A la main droite, sur la face palmaire de la phalange du médius, on constate la cicatrice de la morsure, qui a 2 centimètres de longueur environ.

L'enfant délire : il est d'une loquacité extrême, sa voix est tremblottante, ses paroles rapides, brèves. On comprend assez bien ce qu'il dit, mais souvent ses phrases se terminent dans un marmottement inintelligible. Ses réponses ne sont pas toujours justes, il saute sans cesse d'une idée à l'autre. Il demande s'il n'est pas enragé, parle du chien, veut savoir si les personnes qui l'entourent n'ont pas été mordues. Ou bien, il pense à ses études, fait des additions et ne veut pas être puni.

Tout en parlant sans cesse, il présente une agitation continuelle. Sa physionomie exprime l'inquiétude, la crainte. Les yeux grands ouverts, hagards, les conjonctives injectées, la lèvre inférieure un peu tombante, il roule continuellement la tête à droite et à gauche sur son oreiller. Au moindre bruit, il sursaute, prend un air angoissé, veut partir, et supplie qu'on le guérisse immédiatement. Tout ce qui se passe autour de lui l'inquiète ; quand on s'approche de son lit, il se plaint qu'on le regarde. Il étend les mains comme pour saisir un objet imaginaire, agite les bras, tire son drap. Puis, tout à coup, il devient la proie d'une hallucination : D'un bond, il se dresse, debout sur son lit, criant qu'il voit un chien, des hommes qui veulent le frapper ; il devient rouge, tremble davantage, sa respiration s'accélère ; il se cramponne avec force aux personnes qui l'entourent. On parvient avec peine à le rassurer.

Pendant de courts moments de tranquillité, il grince des dents ; mouvements de diduction du maxillaire, mais ne cherche pas à mordre. Ses lèvres sont tremblottantes et des contractions brusques passent dans les muscles de la mimique. Il passe facilement du rire aux pleurs. Quand on lui dit de tirer la langue, on voit que celle-ci est animée de petits tremblements et de mouvements de retraits. Soubresauts musculaires, petites secousses brusques, rapides qui courent le long des membres, provoquent des mouvements incessants des doigts et parfois agitent le corps en entier.

Ces périodes d'accalmie ne durent pas longtemps. Le malade ne tarde pas à s'agiter de nouveau et redevient la proie de ses frayeurs et de ses hallucinations. Dans la nuit du 5 au 6, trois crises d'excitation intense, avec dyspnée, hallucination et terreur. Pas de crises convulsives.

Le 6 mai, dans la matinée, l'enfant est un peu moins agité, mais la loquacité persiste. Pas de céphalée, hypéresthésie cutanée très marquée; cependant, lorsqu'on reste un moment près de lui et qu'on le rassure, on arrive à promener la main sur ses téguments et le réflexe est moins vif. Pas de zone d'anesthésie. Troubles vaso-moteurs. Raie méningitique. Erythème au niveau de la région sacrée. Pas de raideur de la nuque. Pas de Kernig.

Les réflexes tendineux sont abolis aux membres inférieurs, conservés aux membres supérieurs. Pas de Babinski. Les réflexes cutanés sont exagérés. Pas de contracture; elle apparaît seulement quand on prend les mains de l'enfant. La force musculaire est conservée.

Léger strabisme interne de l'œil droit, inégalité pupillaire. Les pupilles réagissent bien à la lumière. Pas de photophobie.

Pas d'hydrophobie nette. Quand on lui donne un verre, il sursaute, le saisit en tremblant, mais il agit de même chaque fois qu'on lui présente un objet quelconque. Il a, par moments du spasme du pharynx et de la dysphagie. Quand il boit, il garde d'abord le liquide dans la bouche, puis il l'avale avec difficulté. D'autres fois, au contraire, il boira le quart d'un verre d'eau d'un seul trait. Priapisme. Le malade urine peu. On n'a pu recueillir que quelques centimètres cubes d'urine; urates, pas d'albumine.

Auscultation du cœur et des poumons négative. Respiration irrégulière, superficielle, 28-44. Pouls accéléré : 168.

Langue suburrale, humide. Ventre un peu dur et ballonné. Pas de taches rosées. Pas de grosse rate. Constipation absolue; le malade n'a pas été une seule fois à la selle depuis son entrée. Quelques légers vomissements avec efforts la première nuit.

Le soir. L'enfant a été assez agité cette après-midi. Mouvements incessants. Idées délirantes, vagues, avec idée fixe du chien; il demande s'il va devenir enragé.

Le 7, matin : Parle peu et indistinctement. Pas de sputation, parfois mouvements de projection de la langue. Spasmes musculaires. Accès de frayeur et hallucinations moins fréquents. La carphologie, l'anurie, la constipation persistent.

Examen du sang (1) : Polynucléose, 85 °/₀.

Ponction lombaire : on retire environ 4 à 5 centimètres cubes de liquide très clair et limpide, qui s'écoule goutte à goutte, sans tension. L'examen cytologique, de même que les inoculations ont été négatifs. L'enfant a eu des vomissements pendant la ponction.

Ce matin, pas de douleurs à la déglutition; T. : 39°6.

Le *soir*, abattement plus marqué. Etat subcomateux.

Les yeux sont mi-clos. Il ne parle presque plus, sa parole monotone n'est plus qu'un grognement incompréhensible.

Pouls : 160. R. : 36-28. Quelques inspirations bruyantes avec ascension marquée du larynx, auxquelles fait suite une respiration plus ralentie. Le malade vomit quand on lui donne à boire. Anurie et constipation persistantes.

A partir de 8 heures du soir, il entre dans le coma complet. Un filet de liquide noirâtre et fétide coule lentement de sa bouche, sans effort et d'une façon continue. Par moments survient une agitation extrême, pendant laquelle le strabisme augmente ; il se débat, fait des mouvements désordonnés sans pousser de cris. Ces accès durent environ deux à trois minutes ; ils se répètent onze fois de 8 heures à minuit et sont suivis de vomissements plus abondants.

A minuit, il a une dernière crise d'agitation, projette la langue au dehors et meurt.

Température immédiatement après la mort : 42°,3.

---

(1) L'examen du sang et du liquide céphalo-rachidien a été fait par M. Lesieur; voir : Lesieur, le liquide céphalo-rachidien dans la rage..., *Bulletin de la Société Médicale des Hôpitaux de Lyon*, 1904.

Autopsie (vingt-quatre heures après la mort), on retire, par cathétérisme, 15o grammes d'urine, dont voici l'analyse :

Coloration un peu forte. Odeur acétonique. Très faiblement trouble. Réaction acide normale. Pas de sucre. Pas d'albumoses. Pas de pigments biliaires. Faibles traces d'albumine.

Densité 1018
Urée . . . . 21 gr. 5 . . . . par litre.
Acide phosphorique . 1,45 . . . . . —

Rien d'anormal à l'ouverture du thorax et de l'abdomen.

Poumons. Le poumon droit présente de la congestion au niveau du bord postérieur et de l'emphysème sur sa partie antérieure ; 155 grammes. — Le poumon gauche est congestionné également surtout à la base ; 115 grammes. Pas de granulie, ni de foyers bronchopneumoniques. Pas d'adhérences pleurales.

Cœur. (105 grammes), foie (55o grammes), normaux.

Reins, congestionnés (6o et 65 grammes), de même que la *Rate* (45 grammes).

Pancréas normal.

Intestin. — Très congestionné. Congestion surtout marquée au niveau du cœcum et de la première moitié du gros intestin. Il y a un contraste frappant entre la moitié supérieure du gros intestin, à coloration rouge foncée, et la moitié inférieure rosée et finement arborisée. Les deux premiers tiers du grêle sont normaux, le tiers inférieur un peu hyperhémié.

L'estomac, légèrement congestionné, renferme quelques matières noirâtres.

Système nerveux. — Rien de particulier au niveau de la dure-mère ; pas d'exsudats, ni granulations. Rien à la base du cerveau. Congestion pie-mérienne. Léger aspect opalin sur quelques-uns des grands sillons. A la coupe du cerveau, aspect un peu criblé du parenchyme. La pie-mère rachidienne est congestionnée ; pas de lésions médullaires. Liquide céphalo-rachidien assez abondant.

Inoculations. — Le bulbe de ce malade, inoculé, a reproduit la rage chez le lapin et chez le cobaye.

Examen histologique (M. le Dr Favre). *Ecorce du lobe frontal. Région rolandique.* — Ces deux régions donnent sur des coupes colorées les unes au Nissl, les autres au carmin et à l'éosine hématoxylique, une lésion constante caractérisée par l'augmentation des cellules rondes, réduites à un noyau homogène, surtout dans l'axe blanc de la circonvolution.

Les cellules nerveuses ont des contours estompés et flous. Au Nissl, elles sont colorées en bleu diffus et les grains et batonnets chromatophyles ne sont plus individualisés. Mais il ne semble pas y avoir d'autres lésions cellulaires, même au bleu de méthylène.

Couche optique. — On voit là ce qui ne s'observait pas dans l'écorce : de véritables manchons de grains bleus autour des vaisseaux. Les cellules nerveuses sont colorées diffusément par le bleu, mais n'ont pas de signe de plus profonde altération. Une ou deux hémorragies périvasculaires. Abondance de polynucléaires dans les vaisseaux.

Écorce cérébelleuse. — Pas ou très peu atteinte.

Protubérance. — Même infiltration diffuse de grains bleus. Çà et là, quelques nodules embryonnaires. Certains vaisseaux sont perdus dans une gaîne lymphocytaire.

Moelle dorsale. — La lésion se localise à la substance grise. Il y a dans les cornes antérieures de véritables nodules embryonnaires. La substance blancho est relativement respectée et les vaisseaux sans manchon.

Moelle cervicale. — Même type de lésions, plus accusées et, en plus, manchons lecocytaires périvasculaires.

Ganglion de Gasser. — Semé de nodules de cellules rondes. Ces nodules sont, par place, si confluents qu'ils font une nappe dans laquelle les cellules nerveuses sont à peine visibles. On voit, à certains endroits, ces cellules du ganglion s'atrophier, devant les cellules rondes qui envahissent leur logette. Les nerfs qui aboutissent au ganglion n'offrent rien de semblable.

Nerf médian. — Il apparaît sain, sur les coupes au picro-carmin ou au bleu de méthylène.

Il s'agit, chez ce petit malade, d'un délire hallu-cinatoire, avec l'idée fixe du chien mordeur. Les symptômes bulbaires peu marqués, sont voilés par cet état délirant. Les phénomènes psychiques appa-raissent dès le début et, pendant toute la durée de la maladie, ils dominent le tableau clinique.

Voici encore un délire du même genre, plus vio-lent, chez un adulte. Mais ici, les hallucinations ne surviennent qu'à la fin d'un syndrome bulbaire très accusé. Il s'agit donc d'une forme moins franchement cérébrale que dans le cas précédent :

Observation 21. — PAVIOT et LESIEUR. Etudes cliniques et anatomiques sur trois cas de rage humaine. *Journ. de Physiol. et de Pathol. gén.*, 1902. (Obs. III).

M. M..., quarante-sept ans, éthylique. Mordu le 8 juin 1901, au nez et à l'index droit, par un chien reconnu enragé. Son accident l'obsède pendant toute la duré du traitement, com-mencé le 11 juin.

Le 27 juin (seizième jour du traitement), tristesse, inap-pétence. *Le 29*, constriction thoracique, dysphagie. On interrompt le traitement. Le lendemain, excitation extrême, alternatives de chaleur et de frissonnements. Spasmes pharyngo-laryngés très douloureux. Réflexes normaux. Pouls irrégulier : 48 le matin, 100 le soir. T. : 38° le matin, 38° 2 le soir. *Le 1er juillet*, violent délire de paroles et d'ac-tion. Croit voir le chien qui l'a mordu, brise la porte de sa cellule. Ptyalisme. Pouls 144-180. Urines rares, albumine, pas de sucre. Dyspnée. Mort. T. : 42° 5 après la mort.

Sang = polynucléose (84, 85 p. 100). Inoculation du bulbe

au lapin : le lapin présente de la paralysie le dix-neuvième jour et meurt le vingt-et-unième (1).

Le délire peut être d'une violence extrême, atteindre le paroxysme de la furie et devenir un véritable accès de delirium tremens :

Observation 22. — LEGENDRE. Accidents rabiques chez un alcoolique, accès de manie aiguë, délire systématisé avec crainte d'être tué par les médecins. *France médicale*, 1885.

B.... quarante-huit ans, alcoolique, mordu au bras par un chat, reconnu enragé. Depuis cet accident, il est obsédé par l'idée qu'il va devenir enragé, et cherche à s'étourdir en buvant plus que jamais.

Un mois et demi après, fourmillements dans les bras, hydrophobie, agitation intense et continuelle.

Le troisième jour, T. : 39°5. Il se dégage tout à coup de sa camisole de force et s'élance de son lit en criant, mord un malade qui veut le retenir ; puis saisissant tous les objets qu'il trouve (bocaux, verres, microscope, urinoir, poids de balance...), ils les lance sur les arrivants. Alors fermant les deux portes vitrées de sa chambre, il se dispose à soutenir un siège. Ayant épuisé les projectiles qu'il avait sous la main et brisé toutes les vitres, il arrache une tringle en fer de son lit et, conservant dans l'autre main un poids de 2 kilogs, il menace quiconque s'approche. Complétement nu, la face congestionnée, ruisselante de sueur, les yeux hagards et injectés il crie de temps en temps : à l'assassin.

Cette scène de violence dure une heure et demie. A un moment, il se calme. Il peut boire. Mais l'agitation recommence bientôt. Il demande qu'on ne lui coupe pas le cou,

(1) Cette observation, (de même que les obs. 69 et 72) est suivie d'un examen histologique du système nerveux, que nous ne pouvons reproduire ici, étant donnée sa longueur. Voir : *Journal de Physiol. et de Pathol. gén.*, 1902, page 684 et suivantes.

mais qu'on l'étouffe à force de boissons. Il a un regard haineux et féroce, cherche à mordre. Crises d'opisthotonos. Aérophobie, photophobie. Après quelques moments de calme, il s'écrie en nous voyant entrer : « à l'assassin, je vais y passer, voilà la couverture avec laquelle on va m'étouffer. » Dès lors il n'eut plus une minute de raison. Vomissements. Spasmes. Mort le quatrième jour.

Dans ces trois cas, il s'agit d'un délire systématisé. Sous ces hallucinations terrifiantes, se dissimule, chez les deux premiers malades, la terreur laissée par le chien mordeur, chez le troisième, la phobie des médecins. Chez d'autres le délire peut être professionnel :

Observation 23. — LEMOINE. *Lyon médical*, 1873.

Un terrassier de trente-sept ans, mordu sept mois auparavant par un chien abattu comme enragé. Très alcoolique, n'aurait jamais présenté d'après ce que dit sa femme, de crises analogues à celle qui l'amène à l'hôpital.

Pendant deux jours, excès de boisson. Le surlendemain, vomissements, qui durent sept à huit heures, et difficulté pour avaler les liquides. En même temps, sensations d'étouffement.

Le quatrième jour, loquacité extrême, yeux hagards, pupilles dilatées ; grande agitation. Sensation d'étouffement Constriction du pharynx et spasme hydrophobique. Accès de délire violent. Le soir, agitation extrême, sputation. Hallucination ; il se croit sous les pieds de ses chevaux. Incontinence d'urine. Meurt dans la nuit dans un accès de délire.

Voici encore un cas où, comme dans les précédents, il s'agit d'hallucinations visuelles :

Observations 24. — CHAMPION. (*Thèse* YGOUF, Paris 1887,
obs. XIII).

X..., mordu par un loup enragé le 16 octobre 1812. Dans
la nuit du 4 au 5 novembre, hallucinations visuelles ; il croit
voir le spectre de son père. Lassitude et douleur dans le bras
mordu. Pas d'hydrophobie, mais dysphagie qui l'empêche
d'avaler. Mort.

A côté de ces cas, où les désordres psychiques
revêtent un caractère furieux et hallucinatoire, il en
est d'autres où ils se traduisent par un délire plus
calme. Il peut s'agir d'un délire à prédominance érotique. MM. Barjeon et Lesieur en ont publié un cas
récemment, et décrivent, à propos de cette malade,
une forme érotique de rage :

Observation 25. — BARJEON et LESIEUR. — Forme érotique
de rage humaine; glycosurie rabique. *Lyon médical.*,
10 février 1907.

V... H..., vingt-neuf ans, mordue le 7 août 1900 par le
chien de L. Pe..., laquelle meurt de rage le 14 octobre.
C'est alors seulement que V. H... s'inquiète et se présente à
l'Institut antirabique de Lyon le 16 octobre. On ne voit plus
traces des morsures qui ont porté à la joue (la plus profonde) et à l'index. Traitement du 16 au 28 octobre.

Le 28, malaise général. Le lendemain matin, sensation de
constriction à la gorge. Quelques légers spasmes pharyngés ;
le soir dysphagie. Agitation, regard fixe.

Le 30, elle raconte à son réveil qu'elle n'a cessé d'avoir
des rêves érotiques, sur lesquels elle cherche à donner des
détails précis. Force musculaire à peu près normale, pas de
troubles de la sensibilité. Urines troubles, un peu d'albumine, pas de sucre. Pas de fièvre.

Dans la première moitié de la nuit, agitation, délire érotique ; elle multiplie les propos affectifs, cherche à baiser la
main de l'observateur et ne cesse ses déclarations que pour
crier et menacer parce qu'elles demeurent sans réponse. Les
spasmes pharyngo-glottiques se rapprochent. Myosis.

Le 31 au matin, sputation. Pâleur livide, cyanose des
lèvres. La paralysie progresse ; la malade tombe en voulant
se lever. Réflexes rotulien presque abolis, avec persistance
de la sensibilité objective. Hyperacousie, mydriase, amblyopie, diplopie. Pouls imperceptible. Cœur: 140. Vers 10 h. et
demi, crises de suffocation subintrantes, mort en asphyxie.

, 200 grammes d'urine en vingt-quatre heures, albuminurie ;
pas de sucre à la liqueur de Fehling, mais cristaux de phé-
nylglucosasone ; 50 centimètres cubes de cette urine sont
inoculés sans résultat sous la peau de la nuque d'un lapin.
Polynucléose du sang, une heure avant la mort : 81, 86,
p. 100.

Autopsie. — Encéphale : Œdème gélatineux sous piemé-
rien, surtout pariéto-occipital ; un peu de liquide ventriculaire. Pas de lésions macroscopiques. Congestion des
différents viscères.

Inoculation du bulbe à des lapins et à des cobayes : Ces
animaux meurent de rage en trois à cinq semaines.

Examen histologique. — Système nerveux : infiltration,
leucocytaire périartérielle. Cœur et parotide. (voir : *Lésions
viscérales*).

« Ce délire érotique, disent MM. Barjeon et Lesieur,
rappelle certaines formes (rage caressante) ou certains symptômes (satyriasis) observés chez les animaux et en particulier chez le chien. »

Le délire peut encore se présenter sous une forme
mélancolique et n'être même pendant plusieurs jours
que le symptôme unique :

Observation 26. — Doléris (Gamaléia, *Ann. Inst. Pasteur*, 1887, p. 83 et 172).

Une jeune femme mordue par un chien qui disparaît, fut prise au bout d'un certain temps, d'une tristesse si profonde qui s'accompagna quelques jours plus tard d'un dérangement tellement marqué des facultés mentales, que l'on crut à un début de véritable folie. C'était une folie douce et triste. Toutefois ces accès de mélancolie étaient interrompus par de fréquents retours à l'état normal, durant lesquels la jeune malade se montrait gaie, mais comme avec effort, affectueuse à l'excès, pleurant avec la plus grande facilité et d'une bizarrerie de langage insolite ; en un mot offrant à s'y méprendre le tableau de la folie hystérique. Ce n'est que plus tard qu'apparut le premier accès spasmodique et les symptômes de la rage. Et c'est seulement après la mort de la malade que l'on apprit que le chien était enragé.

Dans d'autres cas enfin le délire peut être uniquement religieux :

Observation 27. — Di Vestea et Zagari (Th. Marchais, Paris, 1891. Obs. XIII).

Nicol. S.., mordue à la jambe. Début par de la paraplégie déjà très accusée, alors que l'aérophobie et la dysphagie sont peu marquées. Envie irrésistible d'uriner et d'aller à la selle.

Délire religieux tranquille. Mort cinquante-trois jours après l'accident.

Ces quelques exemples nous montrent que la rage est aussi polymorphe par son côté psychique que par ses manifestations bulbaires. Et ce qui augmente encore ce polymorphisme, c'est que ces différents genres de délire, que nous venons de voir isolés, peuvent se trouver associés chez un même malade. Ainsi, dans le cas 40, on voit un délire mystique, calme, succéder à un accès de manie aiguë et à un délire professionnel. Dans l'observation suivante, c'est un délire érotique qui fait suite à une manie aiguë :

Observation 28. — RIEAUX. — La rage au point de vue psychologique. *Thèse Lyon*, 1888.

E. Thil, vingt ans, mordu par un chien qui disparaît. Deux mois plus tard, malaise général, inappétence, insomnie, douleur précordiale, loquacité.

Le surlendemain, l'agitation augmente. Il se plaint d'avoir soif, d'étrangler, de manquer d'air; il sent qu'il va mourir. Ne reste pas un moment en repos. La douleur pharyngée augmente, aérophobie intense. L'air « l'horripile et lui fait l'effet d'un grand vent. » Spasmes hydrophobiques et respiratoires. L'excitation devient extrême, il manque de se jeter en bas du lit; on doit lui mettre la camisole. Puis l'excitation cesse et la face exprime une sorte de béatitude et de jouissance, en même temps que le malade prononce des paroles érotiques. Pas d'érection. Ptyalisme abondant, T. ax. $= 42°8$. Mort deux mois après la morsure, le lendemain de son entrée à l'hôpital, après une invasion de moins de deux jours.

Enfin, voici un malade chez lequel le délire est, tour à tour, furieux, mystique, érotique :

Observation 29. — SÉCRÉTAN. — Un cas de rage à forme délirante. *Revue médic. de la Suisse romande*, 1888.

H. M..., seize ans, campagnard; sérieux, travailleur, plein des meilleurs sentiments. Mordu, le 27 juillet 1888, à la main droite par un chien. Il oublie cet accident.

Le 21 septembre, douleurs et fourmillements dans le bras droit; agitation, inquiétude sans cause. Insomnie. *Le 24*, dysphagie, aérophobie. Le lendemain, délire, sputation. T. : 38°3.

Le 26 : Hydrophobie. Quand on lui demande s'il souffre en avalant, il répond que ce n'est pas une douleur, mais que l'eau ne veut pas descendre et qu'il est obligé de serrer les dents pour avaler; en même temps, il lui semble qu'il va étouffer. Deux choses feraient penser chez lui à de l'hystérie : ses grimaces et son rire ont quelque chose de cherché; une demi-heure avant cet examen, il avait déjeuné avec les autres malades et bu sans difficulté. Il se conduit grossièrement, injurie ceux qui laissent la porte ouverte, répond sottement aux questions de ses parents. *Pour ceux qui le connaissent, son caractère est profondément modifié.*

Le soir, agitation extraordinaire, T. : 38°9. Imagination surexcitée; injurie les assistants, s'agenouille pour prier; dit qu'il mourra dans deux jours.

Hydrophobie moins accusée, crache toujours avant de boire. Son entourage l'irrite. Il me lance un bol au visage. Son délire est alternativement furieux : menaces, injures grossières, moqueries; religieux : il prie; érotique : il dit des obcénités inouïes pour son âge, empruntant des images au lesbisme et sollicitant directement les personnes qui le soignent. Violent, il déchire son drap, chante.

Le 27, T. : 40,4; P. : 162. Plus calme; a beaucoup maigri. Devient faible, marche avec peine. Boit assez facilement. Le soir, recommence à parler et à délirer. Son délire prend parfois de la gaité, mais rarement : il continue à être obscène. Son imagination paraît hantée de tableaux érotiques. Puis il se remet à prier. Il accable son père d'injures. L'état décline et il meurt le 28.

Les animaux inoculés avec le bulbe furent pris de rage.

Le même polymorphisme s'observe quand on envisage comment apparaissent ces désordres psychiques. Tantôt, ils se montrent dès le début et constituent le premier symptôme (obs. 20, 24, 26). Tantôt ils apparaissent, comme le dit Trolliet, par une sorte de gradation et font suite à une agitation de plus en plus intense. Chez le malade de Feltz et Archambaud (obs. 9) ils succèdent à des spasmes respiratoires violents, accompagnés d'une hydrophie absolue. C'est encore à la suite d'une excitation physique de plus en plus marquée qu'apparaît le délire chez les deux rabiques suivants, un enfant et un adulte :

Observation 3o. — HEMPELLMANN (L.-H.) — Rabies : With Report of a Case. *Saint-Louis Courier of Medecine*, sept. 1905, pp. 129-136 et 186-190.

Un garçon de treize ans est mordu au poignet droit, par un chien errant, le 26 novembre 1903.

Le 25 décembre, douleur dans le dos, que l'on attribue à une chute que l'enfant avait faite quelques jours avant. Le lendemain, refuse de manger ; inquiétude, agitation ; insomnie, fièvre.

Le 27, dysphagie, sputation et vomissements. Loquacité incessante, sans délire. Mydriase. Il agite constamment ses mains, s'assied sur son lit et essaye d'en sortir. Hydrophobie; quand il essaie de boire il est pris de spasmes et finit par vomir. Il n'est pas alarmé de son état.

Puis il devient violent, renverse les chaises, jette ses draps à terre, cherche à briser les meubles. La violence est telle que la garde doit appeler un homme à son aide. Il a des convulsions, le soir, il se calme ; loquacité, passe rapidement d'une idée à l'autre. Pas d'hyperesthésie. Paraît incapable de mouvoir ses jambes. Meurt le soir. Pas d'autopsie.

Observation 31. — J. Courmont et J. Nicolas. Nouveau cas
de rage après morsure par un chien errant, non suivi de
traitement antirabique. *Bull. Soc. méd. Hôp. de Lyon*, 1905.

X..., tenancière d'un débit de boissons; mordue le 26 mars
à la main. Pas de traitement. Depuis la morsure, douleurs
dans la main mordue, qui deviennent intenses autour du
20 mai, s'irradiant dans le bras jusqu'au thorax. Elle devient
moins sociable et inquiète, hydrophobie le 22 mai. Crises
d'excitation; se lève brusquement, court, et la crise se ter-
mine par une chute avec convulsions. Puis elle saute avec
violence sur son lit en criant : Je souffre trop, tuez-moi.

Le 24, hydrophobie intense, spasmes pharyngés très douloureux, dyspnée, sensation d'étouffement. Elle ne peut tenir
en place ; spasmes au moindre attouchement ou quand on lui
parle. Les douleurs du bras ont disparu. Facies vultueux,
yeux fixes et hagards, sudation, langue saburrale, constipation, urine bien. Pouls très ralenti par moments.

Le 25, après une nouvelle crise d'excitation, délire, mots
orduriers, jurons, dispute ceux qui s'approchent, vomissements bilieux. Troubles vaso-moteurs. Contractions irrégu-
lières des muscles ou groupe de muscles. Mâchonnement.
Pouls à 160. T. : 41°,5 Urine : albumine, sucre (o gr. 10 par
litre).

Polynucleose du sang : 89 p. 100. Liquide céphalo-rachidien : cytologie et inoculations négatives.

Mort le soir.

Autopsie. — Congestion intense et diffuse des différents
viscères. Reins, quelques petits kystes et des cicatrices
superficielles, capsule légèrement adhérente. Muqueuse
stomachale, plusieurs ecchymoses.

Liquide céphalo-rachidien assez abondant. Méninges
congestionnées. A la section, ventricules béants, comme
s'il y avait un certain degré d'hydropisie ventriculaire,
piqueté hémorragique disséminé.

Inoculations du bulbe au lapin : début de la paralysie au

seizième jour, mort le dix-neuvième. Avec la corne d'Ammon, le premier lapin meurt enragé le vingt et unième jour, le deuxième le vingt-neuvième. *Examen histologique des viscères.* (Voir *Lésions viscérales*).

Quand le délire n'est pas le symptôme primordial il peut devenir le phénomène dominant de la période d'état, associé à un ou plusieurs autres syndromes et alternant avec des moments de parfaite lucidité. Les cas 25 et 29 en sont des exemples.

Chez d'autres enfin, le délire peut être le symptôme final de l'évolution clinique de la rage (obs. 21, 23). Dans l'observation de Florand (obs. 115), quelques heures seulement avant la mort, après une période d'accalmie, le malade est pris subitement d'un accès de délire furieux. Et voici un cas où une hallucination visuelle et un délire violent, constituent le phénomène ultime au milieu duquel le malade meurt.

Observation 32. — TROLLIET : loc. cit., p. 46.

Rigaud, vingt ans, mordu à la face par une louve enragée. Il devient craintif, se croit sans cesse poursuivi par une louve et regarde souvent derrière lui tout en conservant sa raison. Les jours suivants, troubles respiratoires, déglutition difficile, sputation. Le jour de sa [mort, cinquante-cinq jours après la morsure, il récite des prières, s'exprime avec une touchante sensibilité, puis il est pris d'un délire furieux. Il frappe sur son lit avec force, croyant lutter contre la louve qui l'a mordu : je la tiens cette bête noire, dit-il, et il expire.

Le psychisme du rabique. — L'étude de la forme cérébrale, nous amène à dire quelques mots sur les modifications que la rage imprime au caractère du rabique, sur le cachet spécial qu'elle donne à son psychisme.

Certains rabiques ne se doutent pas du mal dont ils sont atteints. La malade de Sano (obs. 11) attribue son agitation à l'émotion qu'elle a ressentie en voyant arrêter l'amant de son amie. Le rabique de Marchais (obs. 13) explique la difficulté qu'il a d'avaler les liquides, par un rhume, contracté en sortant de bonne heure.

D'autres au contraire demeurent fortement impressionnés par la morsure. L'accident devient pour eux la cause toujours présente d'une rage possible. Cette crainte les obsède et les poursuit sans répit. L'enfant B... (obs. 20) pense souvent à sa morsure et demande s'il ne va pas devenir enragé. Le malade de Créquy (obs. 8) est sans cesse poursuivi par le souvenir du chien qui l'a mordu. La petite Lob... (obs. 38) craint toujours de voir sortir un chien d'un buisson. On parle devant elle d'un chien enragé : elle devient immédiatement la proie d'un spasme respiratoire. La malade de Ménétrier et Oppenheim (obs. 4) ressentant des céphalées quarante-deux jours après la morsure, devient inquiète et préoccupée et elle rattache ce symptôme au mal auquel elle se sait exposée. L'esprit hanté par cette crainte continuelle, certains rabiques deviennent inquiets et agités, d'autres tristes et mélancoliques.

Souvent le malade a conscience du danger qui le menace, mais il n'en parle pas à son entourage. Le rabique de Ricochon (obs. 63) n'avoue qu'à la fin, quelques heures avant de mourir, qu'il a été mordu par un chien enragé. Peut-être ces malades n'agissent-ils ainsi que sous l'empire de ce préjugé longtemps accrédité dans l'esprit du peuple, que les médecins étouffent les enragés. En outre, si le rabique ne parle pas du mal dont il se sent atteint, c'est que, comme le dit Créquy « l'idée de la mort est un sentiment qui nous répugne ; l'homme enragé interroge du regard ce qu'on pense de lui ; il ne révèle pas aux autres la cause de ses préoccupations intérieures, mais cette cause est toujours présente à son esprit ».

Cette idée de rage est tellement terrifiante que les malheureux malades font souvent tous leurs efforts pour la bannir de leur esprit :

Observation 33, — Paviot et Nicolas. — Sur un cas d'hydrophobie consécutif à de simples lèchements non suivis de traitement. *Bull. Soc. méd. des Hôp. de Lyon*, 1905.

C..., 36 ans, cultivateur, léché à plusieurs reprises sur les mains, par deux chiens suspects de rage, qu'il enterre lui-même. Pas de traitement. Sa santé demeure excellente.

Un mois et demi après environ, après une nuit agitée, il vomit, a de la diarrhée, du dégout pour les aliments ; douleur épigastrique. Inquiétude, angoisse, insomnie. Il est constamment en mouvement. Le lendemain, spasme hydrophobique. Sensations angoissantes (étreinte du thorax, sentiment d'épouvante et de mort) qui se rapprochent par accès. Le malade se rappelle la mort de ses chiens, compte les jours qui le séparent de ces accidents et trouve avec effroi quarante jours environ. Mais il garde une volonté et une lucidité parfaites et cherche à éloigner de son esprit la certitude terrifiante, à peu près complète, qu'il a d'être enragé. Ces phénomènes s'accentuent le soir ; terreurs angoissantes à la seule description qu'il fait de son mal. Dans la nuit, l'excitation augmente; il se sauve au milieu de la salle; devient furieux : crises convulsives avec excitation extrême, cris, faciès vultueux. Cet état persiste jusqu'au lendemain et il meurt dans l'après-midi.

Polynucléose du sang : 68 p. 100.

Autopsie. — Pas d'hypertension du liquide céphalo-rachidien. Lésions d'hyperhémie.

Inoculations : Liquide céphalo-rachidien, recueilli après la mort : le premier lapin meurt paraplégique au bout de quinze jours; deuxième passage, le lapin meurt au bout de vingt-cinq jours; troisième passage, le lapin meurt en vingt jours de rage typique.

Inoculation à des lapins de : Corne d'Ammon : mort au seizième jour; frontale ascendante : mort au vingtième jour; cervelet : mort au huitième jour, avant tout symptôme rabique; bulbe : mort au dix-septième jour.

Certains même, en raison de leurs souffrances, demandent qu'on les tue (obs. 31, 34) ou cherchent à se suicider.

Que le malade ait ou non conscience de son état, qu'il se sente ou non enragé, son caractère se modifie. Tantôt il devient maussade, méchant, s'irrite à la moindre cause. La malade de Sano (obs. 11) chasse ses trois enfants de chez elle. La petite Lobr... (obs. 38), très douce auparavant, nous affirmait la mère, s'emporte contre celle-ci. Tantôt il devient grossier, lance des jurons et des expressions orduriières (obs. 31). La petite Lobr... ne cesse de jurer ; La malade de Sécrétan, accable son père d'injures. Tantôt même le rabique devient dangereux; mais il ne menace généralement l'entourage que pendant ses accès d'excitation :

Observation 34. — CAILLARD. *Gaz. Hôpit. Paris,*
24 juillet 1830.

X..., trente-et-un ans, mordu à la jambe par un petit chien
qui disparaît. Six semaines après, malaise, courbature, tristesse. Le quatrième jour, agitation, boit avec dégoût, accès
de suffocation et convulsions fréquentes.

Il dit qu'il est enragé, qu'il a été mordu quarante jours
auparavant et demande qu'on le tue. Il devient furieux,
frappe les personnes qui l'entourent et l'on doit prendre des
précautions contre sa fureur. Sputation abondante ; efforts
de vomissements. Les accès de fureur et les convulsions se
succèdent, jusqu'à la mort, qui survient dans l'après-midi du
quatrième jour.

Les rabiques les plus dangereux sont ceux qui
cherchent à mordre. Mais ce fait se voit très rarement chez les malades atteints de rage véritable ; il
est au contraire fréquent dans l'hystérie rabiforme.
Pampoukis (1) rapporte deux cas de vraie rage, où des
malades ont mordu leur semblable. En voici un autre :

Observation 35. — ROCHEBLAVE. (Thèse Marchais, *loc. cit.,*
Obs. IV.)

D..., mordu par un chat qui meurt deux jours après. Au
bout d'un mois et demi, malaise général, céphalée et fourmillements dans tout le corps. Le surlendemain gêne respiratoire et hydrophobie. Accès convulsifs. Pendant une crise,
cherche à mordre ses draps et mord le bras d'une personne
présente. Meurt le troisième jour.

A côté de ces rabiques méchants, grossiers et

(1) PAMPOUKIS : Quelques observations sur la rage, *Grèce médicale,*
1902, p. 3, et *Annales Institut Pasteur,* 1900.

dangereux, il en est d'autres chez lesquels, au contraire, ce sont les sentiments affectifs qui prédominent. Ces rabiques, comme le dit Bergeron, se livrent de loin en loin aux élans d'une tendresse exaltée. Le malade de Créquy (obs. 8) témoigne son attachement à son entourage. Celui de Ricochon (obs. 63), au milieu de son agitation, pense à sa famille et à sa fiancée. Dans le cas suivant « les démonstrations affectives présentaient une intensité et une continuité vraiment singulières. Leur persistance jusqu'à une période très avancée n'était pas sans égarer un peu le diagnostic vers l'idée d'un simple état nerveux. »

Observation 36. — GIRODE. Note sur un cas de rage
Arch. de Physiol. norm. et patholog., 1887.

B..., vingt-huit ans, mordu à la main par une chienne suspecte de rage. Six semaines après environ, céphalée, défaillance, insomnie, agitation, dysphagie, sensation d'étouffement.

Le lendemain, pâleur du visage, yeux brillants, grands ouverts. Il ne délire pas, mais il est loquace. Il supplie qu'on le sauve « au nom de sa mère. » La prédominance des idées affectives se dessine déjà. Spasme pharyngé. Hydrophobie. Pas d'hyperesthésie sensorielle. Aucune tendance à la violence. Par moments il se défie des remèdes ; puis la confiance et les idées affectives dominent. Le troisième jour, la loquacité augmente, mais il n'est pas violent. Les idées affectives prédominent de nouveau. Regard et voix suppliantes, il prend les mains pour les embrasser ; parle en termes touchants de sa famille, de ses enfants, surtout de sa mère. Le soir hallucinations terrifiantes, se barricade dans sa chambre, arrache un barreau de son lit, enfonce la fenêtre.

Crie : à l'assassin et demande qu'on le tue. Meurt le troisième jour.

Cette sensibilité affective, s'accompagnant de ce penchant à l'érotisme, dont nous avons déjà parlé, donne un caractère obscène aux actes et aux paroles du rabique. L'enfant de l'observation 29 dit « des obcénités inouïes pour son âge. » Ce fait s'observe surtout dans les cas où la rage provoque de l'excitation génitale :

Observation 37. — TROLLIET *loc. cit.*, p. 74.

N... G..., cinquante ans ; mordu à la main droite par un chien ; quarante jours après, faiblesse du membre mordu, dysphagie, mais il peut boire et manger. Trois jours après, parésie du bras. Frayeur, loquacité, amnésie. La main placée sur les organes génitaux cause une sensation voluptueuse, sans érection, et ramène le spasme hydrophobique. Il exprime ses regrets d'être aussi libertin devant une sœur respectable. L'ardeur vénérienne s'accroît. Il avoue que s'il avait sa femme auprès de lui, il aurait satisfait ses désirs. Dans sa franchise indiscrète, il fait part de son état à la sœur qui, effrayée, lui fait mettre la camisole de force. Mort le cinquième jour, sans hydrophobie.

Ce satyriasis, qui trahit l'atteinte des centres médullaires, est un phénomène assez fréquent dans la rage. Van Svieten cite le cas d'un hydrophobe qui pendant les trois derniers jours de sa vie, eut des pollutions continuelles et perdit en même temps la semence et la vie, *semen et animam simul efflavit*. Le rabique de Haller se livra trente fois au coït en vingt-quatre heures. Chez la femme, la nymphomanie, quoique plus rare, a été également notée.

*
* *

Nous venons d'étudier isolément la forme où dominent les symptômes bulbaires et celle que caractérisent surtout les phénomènes cérébraux, délirants. Mais, bien souvent, les deux syndromes cérébral et bulbaire se rencontrent associés. Ils évoluent parallèlement, pendant la période d'état, et il devient parfois difficile de dire quel est celui qui prédomine. C'est surtout dans des cas de ce genre, que la rage apparaît constituée par « une association de syndromes. » Et, la justesse de cette définition clinique ressort davantage encore quant, à ces symptômes délirants et bulbaires, se joignent des paralysies.

Bien qu'ayant déjà rencontré ces différents symptômes associés dans plusieurs des cas précédents, nous citerons encore trois observations, où apparaît nettement la complexité des manifestations cliniques de l'hydrophobie.

Dans le premier cas, il s'agit d'une enfant de dix ans, qui, en même temps qu'un symdrome bulbaire très accusé, spasmes pharyngo-laryngés et respiratoires, hydrophobie, grands vomissements, présente un délire d'abord calme, religieux, puis furieux :

Observation 38. Personnelle
(Service de M. le Professeur J. COURMONT).

Lobr. Delphine, dix ans, bergère. Entrée le 29 août 1906 à l'hôpital St-Pothin, service de M. le professeur J. Courmont, salle Sainte-Marthe, n° 17.

Pas d'antécédents héréditaires. La petite malade s'est toujours bien portée.

Placée comme bergère chez un fermier, elle est mordue

grièvement le 4 juillet 1906, vers midi, par le chien de son patron. Ce chien la griffe au cuir chevelu et la mord à l'avant-bras droit et au niveau de la partie antérieure du tiers inférieur de la jambe droite. Cette dernière morsure est la plus grave, la plaie est profonde et les téguments arrachés. Le chien est abattu.

Le 5 juillet au matin, lendemain de l'accident, on commence le traitement à l'Institut antirabique de Lyon. Durant le traitement, qui dure vingt-quatre jours, elle a quelques céphalées, elle accuse parfois des douleurs cervicales. Mais elle conserve son appétit et sa gaîté. Elle rentre chez elle le 28 juillet au soir.

Quelques jours après, elle commence à présenter une frayeur inaccoutumée et veut rester constamment auprès de sa mère. « Quand je sortais avec elle, nous raconte celle-ci, elle craignait toujours qu'un chien ne sortât d'un buisson. Dès qu'elle apercevait un fossé, une haie, elle se mettait à trembler. Elle n'osait pas sortir seule. » Un matin, entendant les cloches de l'église, elle se lève d'un bond, saisie de frayeur, son regard devient brillant et méchant, elle se fâche contre sa mère qui veut la calmer. Elle craint sans cesse de voir rentrer quelqu'un chez elle. On lui montre qu'il n'y a personne, elle a peur quand même et ne sait pourquoi. Pas d'insomnie.

Le 25 août, on parle devant elle d'un chien enragé : l'enfant se dresse brusquement et se blottit derrière sa chaise, en se cramponnant aux barreaux. Bien souvent, nous raconte encore la mère, subitement et sans cause ses yeux devenaient fixes, brillants et, elle qui était très douce auparavant, me regardait avec un air méchant.

Le 27 août elle boit et mange avec appétit. Mais elle accuse une douleur dans les jambes qui l'oblige à se coucher.

Le 28, (un mois après la fin du traitement, cinquante-quatre jours après la morsure), vers midi, l'enfant sort brusquement de son lit, haletante, dyspnéique. On lui présente un verre, elle le repousse. Les accès de suffocation se renouvellent le soir. Elle a une vingtaine de mictions dans la journée.

A l'entrée, 29 août. Enfant calme, plutôt apathique. Elle a des spasmes respiratoires de courte durée et une hydrophobie très marquée. Mydriase ; réflexes patellaires abolis. Pas de troubles moteurs ; force musculaire et mouvements conservés. Sensibilité à peu près intacte, légère hyperesthésie généralisée.

Nous voyons la petite malade pour la première fois à 9 heures du soir (1). C'est une superbe enfant, vigoureuse et admirablement musclée, au visage éveillé.

Assise dans son lit, très calme, elle délire : C'est un délire religieux. Mais elle a des moments de lucidité, pendant lesquels elle répond en souriant aux questions qu'on lui pose. Quand nous lui demandons si elle souffre : « Le ventre me fait mal, dit-elle, à l'endroit où l'on m'a fait les piqûres. Je souffre aussi du cœur, surtout quand je sens une mauvaise odeur. » Elle ajoute « Il y a un mois, un chien m'a mordue. » Tout cela, elle le dit d'une voix douce et calme. Puis son délire reprend : les mains jointes, elle reste pendant un moment tranquille, les yeux fermés, dans une attitude mystique, disant qu'elle voit des saints.

Ces moments de tranquillité ne durent pas longtemps, et elle ne tarde pas à se retourner dans son lit, sans pouvoir trouver une bonne place. Sa respiration est irrégulière, R = 12. L'inspiration est lente, le thorax et l'abdomen se soulèvent peu à peu, ainsi que les épaules. Puis l'expiration se fait lentement, suspirieuse. Le cœur est extrêmement rapide ; P = 150-160. Pas de sputation, elle avale sa salive, mais avec une certaine peine. Pas de loquacité. Pas de photophobie. Pas de parésie.

Vers dix heures, elle paraît s'endormir. Pendant qu'elle repose, on voit des petites contractions cloniques passer dans les muscles des bras, du cou, des membres inférieurs.

(1) Les renseignements précédents nous ont été fournis par notre ami, le Dr Rochaix, qui a reçu la malade. Nous y avons intercalé ceux que nous a donnés, dans la suite, la mère de l'enfant.

Elle mâchonne continuellement. Elle se réveille bientôt et nous repousse, nous disant qu'elle a sommeil.

A un moment, l'enfant qui semblait reposer, se retourne vers nous et regarde furtivement, d'un air sévère qui exprime la crainte et la souffrance, l'œil fixe et brillant. Puis survient un spasme laryngo-respiratoire ; elle pousse plusieurs inspirations successives, entrecoupées, comme des sanglots, et quand nous lui demandons ce qu'elle a : « J'ai eu peur de vous », nous dit-elle. Elle veut se lever ; demande à boire, mais à chaque tentative d'approcher le verre de ses lèvres, elle est prise d'un spasme hydrophobique violent, renverse sa tête en arrière et éloigne le verre.

Vers 11 heures, elle devient plus agitée ; elle passe continuellement la main dans ses cheveux, sur le front ou sur les lèvres, comme pour retirer un corps étranger de la bouche. La respiration est toujours suspirieuse, l'œil fixe, l'air angoissé et inquiet.

A minuit : Au bruit produit en poussant une chaise l'enfant est prise d'un spasme laryngo-respiratoire et d'un délire très violent. Elle devient loquace et se met à crier. Son agitation est alors extrême : Le facies vultueux, les yeux grands ouverts, les pupilles dilatées, une bave spumeuse s'échappant de ses lèvres, elle se débat violemment, frappe la tête à droite et à gauche et pousse des cris d'une acuité inouïe. Nous avons de la peine à la maintenir dans son lit et à lui mettre la camisole de force. Pendant de courts instants, elle cesse de crier et parle avec une volubilité extrême. Les mouvements respiratoires sont très irréguliers et se ralentissent. Par moments, elle fait une inspiration rapide, puis pousse un cri strident suivi de plusieurs inspirations saccadées. T, : 39°9.

Mais les cris reparaissent bientôt : Ce sont de véritables hurlements, déchirants. Elle appelle au secours, et répète plusieurs fois « Bon Dieu, ils m'ont traité à l'Institut Pasteur, milliards de pétards de Dieu ! »

Vers une heure apparaissent les vomissements et le ptyalisme. Elle crache constamment et vomit d'abondantes matières noirâtres. L'aspect de la malade devient alors terrifiant : Le visage souillé par les vomissements de plus en plus abondants, elle ne cesse de cracher, donne des coups de pied, fait des efforts pour se dégager de ses liens et ne s'arrête pas de hurler. Elle crie qu'on la brûle « Ils m'ont jeté du pétrole dans la gueule », dit-elle, et après un vomissement, elle s'écrie « Mon père, je suis f...tue! »

Pendant trois heures, l'enfant ne cesse de hurler et de se débattre au milieu de ses vomissements. De temps en temps, elle a des spasmes pharyngo-laryngés et des contractions toniques généralisées; le corps se met en opisthotonos. Puis les convulsions reparaissent. A partir de *4 heures du matin*, la parole devient incompréhensible et les cris moins aigus. La sputation cesse. En l'espace de quelques heures, le facies s'est profondément modifié : il est pâle, immobile, les yeux hagards et sans expression. La respiration devient superficielle, la mydriase est à son maximum. Elle tombe peu à peu dans le coma, accompagné d'état parétique généralisé, et elle meurt à 7 heures du matin, le lendemain de son entrée à l'hôpital.

La température prise une heure avant la mort : 41° ; au moment de la mort : 41°8 ; une heure après : 40°5.

On a pu recueillir 120 grammes d'urine, dont voici l'analyse :

Urée . . . . 12 gr. 5 par litre.
Phosphates . . . . . . 1 — 30 —
Glycose. . . . . traces.
Albumine 0

20 centimètres cube d'urines sont inoculés sans résultat dans la peau de la nuque d'un lapin.

Deux heures avant la mort, nous faisons une prise de sang et une ponction de Quincke. Environ 20 centimètres cubes d'un liquide céphalo-rachidien très clair, s'écoulent goutte à goutte, sans forte tension.

Examen cytologique du liquide céphalo-rachidien (fait par MM. Lesieur et Favre (1). Cet examen a été négatif.

Examen du sang (MM. Lesieur et Favre) :

Premier examen : sang recueilli à l'entrée :

Globules rouges. 5.100.000

Globules blancs. 22.000 par millimètre cubes.

dont, p. 100.

Polynucléaires neutrophiles 78

Lymphocytes 13

Grands mononucléaires 6

Formes intermédiaires. 2

Eosinophyles. 1

Deuxième examen : sang recueilli deux heures avant la mort.

Polynucléaires neutrophyles. 82

Lymphocytes 8

Mononucléaires grands et moyens. . . 8

Intermédiaires 2

Autopsie (vingt-quatre heures après la mort).

Cerveau : La dure-mère est un peu adhérente au niveau de la partie supérieure de la convexité. Injection des vaisseaux cérébraux.

Poids : 1.290 grammes.

Poumons : On ne note qu'une hyperhémie généralisée et un peu d'emphysème. Poumon droit : 170 grammes, poumon gauche : 210 grammes.

Reins : La congestion porte surtout sur la substance corticale. Rein droit : 60 grammes, rein gauche : 40 grammes.

Foie et *Rate* congestionnés; foie : 570 grammes, rate : 60 grammes.

Le *cœur* ne présente rien d'anormal, 110 grammes.

Intestins : hyperhémie, surtout marquée sur le gros intestin.

(1) Lesieur et Favre : Etude du liquide céphalo-rachidien dans deux cas de rage humaine, glycosurie rabique, *Lyon médical*, 9 décembre 1906.

Examen histologique du foie, rein, poumon, pancréas, myocarde (Voir *Lésions viscérales*).

Examen histologique du système nerveux (MM. PAVIOT et NOVÉ-JOSSERAND).

Corps pituitaire : sans avoir une compétence bien spéciale pour l'organe, il semble bien que la portion pharyngée (celle à boyaux pleins de petites cellules) est intacte, et, pour l'autre, elle ne présente certainement aucune altération.

Moelle lombaire : lésion typique et ordinaire d'infiltration dans les gaînes périvasculaires sous forme de manchons de petites cellules rondes (type lymphocite). Infiltration diffuse, très légère, de ces mêmes cellules dans la substance grise.

Corticalité cérébrale : même type d'infiltration engaînante périvasculaire, diffuse surtout dans l'axe blanc de la circonvolution. En outre, leucocytes polynucléaires, quelquefois en amas dans les vaisseaux. Chromatolyse au premier degré dans les grandes pyramidales de l'écorce et des cornes antérieures de la moelle.

Ganglion de Gasser : moins altéré que d'ordinaire.

Voici maintenant deux rabiques qui, outre les deux syndromes précédents, ont présenté en même temps des phénomènes paralytiques.

Chez le premier, c'est une monoplégie brachiale qui évolue au milieu de symptômes cérébraux et bulbaires ; l'hydrophobie n'est pas absolue :

Observation 39. — Inédite. (Due à l'obligeance de M. le Dr BRISSON, chef de clinique médicale.)

Fra... Jean, quarante ans, employé à l'agence Fournier. Entre à la clinique du professeur Bondet, le 10 juillet 1906, à 8 heures du soir.

Mordu à la main le 10 juin 1906, par un chien enragé. Le

15 juin, on commence le traitement à l'Institut antirabique de Lyon; le malade reçoit vingt-trois inoculations.

Le 9 juillet, il ressent, en buvant, une constriction de la gorge qui l'empêche d'avaler. M. le Dr Savy, appelé, constate la rage probable et ordonne le transfère du malade à l'Hôtel-Dieu.

A l'entrée (10 juillet). — Je vois le malade à 9 heures du soir. Il est très agité, mais répond intelligemment aux questions. Il me dit être à l'agence Fournier, me parle de sa femme; à une sœur, qui lui aurait proposé les derniers sacrements, il répond, en s'emportant, par un vocabulaire choisi. J'arrive à le calmer, je le fais parler; il me manifeste sa reconnaissance. Lavement de chloral, 2 grammes.

Il est triste, mais ne délire en aucune façon. Il a fréquemment des spasmes laryngo-pharyngés : le facies devient asphyxique, le thorax animé de soubresauts, les vaisseaux du cou turgescents et la voix prend un caractère aboyant. Ce qui domine en somme, c'est l'agitation portant sur des sujets tristes : sa femme seule, sa mort dans la force de l'âge.

A l'examen : pupilles paresseuses, non dilatées ; langue blanche. Pas de contractures, ni de paralysies des membres. Respiration entrecoupée, haletante. Cœur régulier, pouls assez tendu, à 100. Pas de salivation. T. : 39°4. Pas de grosse rate.

Le 11 juillet. — La nuit a été calme et le malade a reposé. Il a accepté plusieurs fois de boire à la cuiller et la déglutition s'est effectuée convenablement.

Ce matin, il est plus agité qu'hier soir. Il m'offre de l'argent pour le libérer de suite, me dit plusieurs choses incohérentes. Il croit toujours entendre à la porte sa femme qu'on ne veut pas laisser entrer. Pupilles modérément dilatées, réagissent à la douleur, mais pas à la lumière. Le membre supérieur gauche est paralysé. Pas de contracture au niveau des autres membres. Pas de trismus. Les spasmes laryngés sont moins fréquents qu'hier, la voix est moins entrecoupée. Pouls : 130.

régulier, moins tendu, T. : 39°5, deux lavements de chloral.

7 heures du soir, le délire est complet. Paroles incohérentes et agitation intense ; les spasmes ont repris, la voix est plus entrecoupée. Le malade veut s'en aller. Pouls : 140, T. : 39°8. Pupilles très dilatées, immobiles.

9 heures soir, il a eu, à 8 heures, une crise d'agitation épouvantable ; il se débattait, cherchait à se sauver ; la face était asphyxique. Il est plus calme maintenant. Il arrive à déglutir, mais au prix de contractions du pharynx et de tous les muscles du cou et de la sangle mylo-hyoïdienne, qui creuse toute la région sous-maxillaire. Le membre supérieur gauche est complètement inerte, mydriase au maximum. Filet de salive spumeuse sur la joue. Pouls lâche, à 160. T· : 39°8. Injection de morphine de o gr. 02.

Le 12 juillet, 10 heures du matin. — La nuit a été calme. Il a accepté de boire quelques cuillérées d'eau froide, mais an prix de spasmes du pharynx intenses.

Ce matin, délire calme. Paroles incohérentes, incompréhensibles. Ne comprend, ni ne répond rien. Salivation abondante.

Langue très saburrale. Paralysie flasque, absolue, sans réflexes, du membre supérieur gauche. Rien aux autres membres, Sensibilité abolie. Les réflexes persistent. Pas d'opisthotonos. Abdomen normal, souple. Incontinence vésicale et rectale. Facies tiré, teint terreux.

Poumons : Râles muqueux de congestion aux deux bases.

Cœur : Pointe impossible à localiser, bruits sourds et voilés. Le pouls sur aucune artère n'est perceptible. T. : 41°3.

Urines troubles, ni sucre, ni albumine.

Ponction lombaire : On retire 10 à 12 centimètres cubes d'un liquide clair, sans pression, qui doit être aspiré. Cette opération ne provoque aucune réaction chez le malade.

Meurt à 1 heure du soir ; il n'a eu ni convulsions, ni contractures, ni agitation ; l'état général a continué à baisser insensiblement, le coma ne s'est pas modifié.

Examen du sang (1), recueilli trois heures avant la mort par piqûre de la pulpe digitale (fixation au chloroforme, coloration au triacide) :

> Polynucléaires neutrophiles... 89 p. 100
> Lymphocytes... 6
> Grands mononucléaires pâles.. 3
> Intermédiaires ... 2

Examen du liquide céphalo-rachidien : Cytologie après centrifugation : liquide normal (très rares leucocytes mononucléaires).

Inoculations de ce liquide dans le cerveau (1 c. c.) et dans l'œil (3 c. c.) de quatre lapins, résultats négatifs,

Inoculation du bulbe dans le cerveau du lapin, résultats positifs.

Autopsie : A l'examen macroscopique, on ne constate que de l'hyperhémie.

(L'examen histologique du système nerveux paraîtra ultérieurement).

Le deuxième malade, présente tout d'abord une association de phénomènes paralytiques, de symptômes bulbaires et cérébraux. Ces derniers prédominent pendant six jous, sous forme d'accès de manie aiguë, de délire professionnel, de délire religieux. Puis, le huitième jour, les syndromes bulbaire et cérébral disparaissent et il ne persiste que la paralysie, qui suit une marche ascendante et constitue l'unique symptôme, pendant les sept derniers jours :

OBSERVATION 40. — CAPOA Michele (GAMALEIA, *Ann. Instit. Pasteur* 1887, p. 73 (obs. 18) et p. 171.)

Manna Fr..., 52 ans, mordu à la jambe et au bras gauches par une chienne, le 10 mai.

(1) LESIEUR et FAVRE. — Etude du liquide céphalo-rachidien dans deux cas de rage humaine; glycosurie rabique. *Lyon Médical*, 9 décembre 1906.

28 juillet. Malaise et gêne respiratoire. Le soir hydrophobie; la nuit, irrésistible désir sexsuel. *29 juillet*. Inquiétude et agitation; ne peut rester assis un seul instant. Il se calme le soir. Faiblesse musculaire, marche chancelante, bras pendants. Parole entrecoupée, spasme respiratoire. *3o juillet*. Accès maniaques. Aéropholie et hydrophobie. *3x juillet*. Devient furieux, crie, menace, veut enfoncer la porte. Mange et boit avec des spasmes pharyngiens. Constipation. *1er août*. Délire calme; facultés intellectuelles affaiblies. Spasmes du diaphragme et d'autres muscles respiratoires. Mange et boit un peu. *2 août*. Délire furieux et maniaque le matin. Priapisme. Délire de persécution, hallucinations effrayantes (bêtes fauves, monstres). Ce délire dure cinq heures et fait place à un délire professionnel. Le soir il mange et boit avec plaisir. La température s'élève.

3 août. — Le malade recouvre sa conscience qui était tout à fait abolie. Il est très affectueux, ému et pleure pour des riens. Puis il a du délire mystique : Il voit des saints et l'ombre de sa femme morte et passe plusieurs heures à prier et à pleurer. Ce délire cesse le soir, les facultés reviennent normales et restent intactes jusqu'au 1o août, époque de la mort.

4 août. — Ne peut plus se mouvoir, ni parler. Incoordination motrice des bras, paraplégie complète. T. normale. *Le 6*. L'ataxie s'étend aux muscles du cou. Mange avec beaucoup d'appétit. Sensibilité et réflexes cutanés normaux. Réflexe rotulien aboli, T. : 38°. *Le 9*. T. : 38°5. Les spasmes pharyngiens et respiratoires ont disparu. Mange et boit abondamment; le soir T. : 39°. Constipation et météorisme; pouls faible. *Le 1o août*. T. : 40°. Ne peut plus se lever pour s'asseoir, s'endort et meurt quatorze jours après le début, un mois après la morsure.

Avec ces cas, nous passons à une troisième variété clinique de rage humaine, celles où apparaissent les paralysies, qui peuvent devenir le symptôme prédominant.

§ III. **Rage à forme paralytique**

Cette variété de rage que Gameléia (1887), Ygouf (1887), Calabrese (1897), ont étudié chez l'homme au point de vue clinique, est caractérisée par des phénomènes paralytiques qui se montrent dès le début ou à la période d'état de la rage déclarée. Ces paralysies, plus ou moins étendues, généralement accompagnées de troubles sensitifs d'intensité variable, sont dans la plupart des cas, associées à d'autres syndromes rabiques. Le moment de leur apparition, leur mode de début, leur localisation fréquente à un groupe de muscles, persistant telle jusqu'à la mort, suffisent à les différencier de cet état de résolution musculaire, qui survient à la période ultime des deux formes précédentes.

Après une incubation plus ou moins longue, le début peut se faire, comme le disent Gamaléia et Ygouf, par un changement de caractère, un malaise général, de la courbature, de la céphalée, des vomissements. Mais c'est surtout dans cette forme, que l'on voit apparaître des troubles sensitifs, peu de jours, parfois, après la morsure, souvent à la fin de l'incubation ou pendant la période prodromique. Le malade ressent, au niveau de la région mordue, des fourmillements, des picottements, ou des douleurs s'irradiant dans le membre qui va se paralyser. A ces troubles nerveux succède une lourdeur croissante et un engourdissement du membre, et bientôt apparaît l'impotence fonctionnelle.

Ces différents troubles sensitifs prémonitoires

peuvent manquer et la paralysie éclater d'emblée. Fréquemment, celle-ci débute par le membre mordu ; bien souvent aussi, elle commence par atteindre un groupe de muscles non en rapport avec le siège de la morsure.

La paralysie peut ne se traduire que par une faiblesse légère, une simple parésie. Mais le plus souvent il s'agit d'une résolution musculaire absolue : Les membres atteints sont flasques et retombent inertes quand on les soulève. Ils présentent souvent des secousses fibrillaires, quelquefois du tremblement ; parfois même ils sont le siège de contractures cloniques et toniques. Les réflexes tendineux sont souvent abolis, les troubles sphinctériens sont fréquents.

Une fois installée, la paralysie reste localisée ou suit une marche envahissante. C'est ainsi qu'elle peut réaliser les types monoplégique, paraplégique, hémiplégique, qui persistent tels jusqu'à la mort. Elle atteint parfois des groupes musculaires éloignés les uns des autres. Mais elle peut suivre une marche progressivement ascendante : il s'agit alors d'une rage à syndrome de Landry.

Généralement ces paralysies évoluent en même temps que des symptômes bulbaires, plus ou moins marqués, et souvent s'y joignent des phénomènes cérébraux. La durée de la maladie est de six à sept jours en moyenne.

Nous étudierons dans la paralysie rabique :

1° Ses modes de début ;

2° Sa manière d'évoluer ;

3° Les troubles de la sensibilité et de la motilité ;

4° Les rapports de la paralysie avec les autres symptômes de la rage.

Nous diviserons donc les observations suivantes en quatre groupes.

1° Les différents modes de début de la paralysie rabique.

Comme l'a montré Gamaléia, la paralysie débute tantôt par les membres mordus, tantôt par des groupes de muscles non intéressés par la morsure.

Voici deux cas où il s'agit d'une morsure de la main droite. Dans le premier, le malade présente une paralysie de cette même main, dans le second, la paralysie s'étend à tout le bras :

Observation 41. — Roger Howmann, 1684
(cité par Brouardel, séance de l'Acad. de Méd., 22 juin 1897).

Un malade de Norwich est mordu à la main droite par un renard enragé. Six semaines après, douleurs erratiques dans cette main, le bras, l'épaule, le dos. Le malade ne peut bientôt plus se servir de sa main. Au bout de quatre à cinq jours, la main est complètement paralysée. Dans la suite hydrophobie, aérophobie. La raison est bonne, mais la voix est brisée. Meurt au sixième ou septième jour, sans convulsions, comme s'il eut été atteint de paralysie totale.

Observation 42. — *Ann. Instit. Pasteur*, 1890.

R..., treize ans, mordu à la main droite par un chien enragé. Traitement pasteurien six jours après pendant vingt et un jours. Dix jonrs après la fin du traitement, paralysie du bras mordu, aérophobie ; hydrophobie. Mort en cinq jours.

Dans le cas suivant, c'est une morsure à la jambe, qui est suivie d'une paralysie des membres inférieurs.

Observation 43. — Bleynie (Thèse Ygouf, Contribution à l'étude de la rage. Essai sur la rage paralytique, Paris 1887. Obs. XXXII).

Trente-neuf jours après une morsure à la jambe, faite par un chien enragé, un malade a des nausées et de l'inappétence. Le quarantième jour, hydrophobie, douleurs dans les membres inférieurs auxquelles succède une paraplégie; les membres supérieurs sont dans une agitation continuelle. Mort au sixième jour.

A côté de ces exemples que l'on pourrait multiplier (obs. 39, 47, 49, 53, 54, 57, 61...), il en est d'autres où il n'existe aucun rapport entre le siège de la morsure et la paralysie; mais ces derniers sont beaucoup plus rares.

A une morsure à la face, par exemple, peut faire suite une paralysie des membres supérieurs ou inférieurs.

Observation 44. — Houbset, 1783 (Gamaléia, *Ann. Inst. Pasteur*, 1887, p. 73, obs. 16).

L. M., mordu à la joue par une louve enragée. Trois mois après, début de la maladie par une paraplégie complète; privé des mouvements depuis le tronc jusqu'aux pieds. Puis hydrophobie, excitation et mort en neuf jours.

Observation 45. — Bardach (Gamaléia, *Loc. cit.*
p. 70, obs. 11).

G..., quarante-quatre ans, mordue à la joue par un loup
enragé, blessure grave. Trente-cinq jours après, traitement
pasteurien. Le deuxième jour du traitement, frissons,
céphalée, dysphagie, douleurs et secousses fibrillaires dans
le bras droit. Fourmillements dans la bouche et parésie de
la langue. Le quatrième jour, paralysie du bras droit, le
lendemain, paraplégie cervicale. Délire. Mort le cinquième
jour, sans hydrophobie.

Gamaléia cite encore un cas où, après une morsure
du bras, le malade présenta une impotence fonctionnelle des membres inférieurs, et le même fait s'observe dans le cas de Schaffer (obs. 59) et dans l'observation suivante :

Observation 46. — Odo Bujwid, *Ann. Inst. Past.*, 1887
p. 242.

R..., quatre ans, mordu au bras droit; huit mois plus tard,
somnolence et spasmes pharyngiens; accès furieux, il veut
marcher, mais ne peut se tenir debout. Les jours suivants,
respiration convulsive, hydrophobie, T. : 39°. Paralysie.
Sensibilité conservée. Meurt le septième jour. Les lapins
inoculés avec la moelle, meurent de rage en seize jours.

Cette variété qui caractérise le mode de début, se
retrouve quand on envisage le processus paralytique
au point de vue de son évolution et de son intensité.

2° Les différentes manières d'évoluer et les divers degrés de la paralysie rabique.

Dans beaucoup de cas, le malade ne présente pas de troubles moteurs apparents. Tout se borne à des douleurs, de l'engourdissement dans le membre mordu ou encore à une sensation de gêne plus ou moins marquée.

Observation 47. — Roux. Présence du virus rabique dans les nerfs. *Ann. Inst. Pasteur*, 1888, p. 19.

Cl..., mordu gravement au bras droit le 7 août 1886 par son chien. Traitement du 11 au 23 août.

Le 12 octobre, fourmillements dans le bras droit, engourdissement dans deux doigts de la main droite. Douleur jusque dans l'épaule. Le 15, symptômes rabiques caractéristiques. Mort le 17 octobre.

Observation 48. — Roux, *id*.

Le 6 novembre 1883, autopsie d'un enfant de sept ans, mordu au bras droit à travers ses vêtements, cinquante-cinq jours auparavant. L'enfant était mort le 5 novembre de rage caractéristique. Le 24 octobre il avait éprouvé un malaise général et une gêne dans le bras mordu. Le 3 et 4 novembre, cicatrice de la morsure douloureuse, douleur dans le bras jusqu'à l'aisselle.

A un degré de plus, il existe de la faiblesse musculaire.

Observation 49. -- Chantemesse (Gamaléia, *loc. cit.* obs. 9).

P..., soixante et onze ans, mordu à la main gauche et à la cuisse par un chien enragé. Traitement un mois après. Sept jours après le début du traitement, bras gauche faible, main et avant-bras insensibles. Hydrophobie, aérophobie, érections. Mort le lendemain.

Quand l'impotence fonctionnelle est absolue, la paralysie peut se localiser à un seul muscle :

Observation 5o. — ROUSSEL (GAMÉLÉIA, *loc. cit.*, p. 65, obs. 2).

X..., soixante-neuf ans, mordu au poignet droit par un chien enragé. Dix-huit mois plus tard, il devient triste, sans savoir pourquoi ; « il broie du noir ». Le lendemain, douleurs dans l'épaule droite, puis paralysie du deltoïde. Le malade, fort pieux, se plaint d'être obligé de prendre sa main droite avec la gauche pour faire le signe de la croix. Les autres muscles du bras et de l'avant-bras se contractent bien ; sensibilité intense. Le cinquième jour, dysphagie, loquacité, agitation, spasmes, T. : 39°, insomnie. Mort le soir.

Mais généralement la paralysie s'accuse davantage. Elle peut envahir le membre mordu, sans atteindre d'autres régions : c'est le type monoplégique : Le malade de M. Brisson (obs. 39) est mordu à la main, il a une paralysie du bras ; le même type s'observe dans le cas suivant :

Observation 5i. — HÉMON. (thèse YGOUF, *loc. cit.*, obs. III).

X..., trente ans, mordu à la main. Quarante jours après, engourdissement du bras mordu, le lendemain parésie avec douleurs. Le troisième jour, la parésie gagne tout le bras. Vomissements, dysphagie ; meurt le soir du troisième jour.

Plus souvent, l'incoordination motrice frappe plusieurs territoires musculaires. Elle peut atteindre les deux membres homonymes et donner lieu à une paraplégie lombaire (obs. 42) ou cervicale.

Observation 52. — Phélippot et Rivals.
Gazette médicale de Paris, 16 juillet 1887.

B...., quarante-neuf ans, mordu au menton le 18 juillet par un chien enragé. Traitement du 21 juillet aux premiers jours d'août. Le 23 janvier, vomissements, dysphagie, hydrophogie, excitation qui augmente les jours suivants, délire. Le 30 bras parésié ; peu à peu la paralysie atteint l'autre bras, mais les membres inférieurs sont toujours en mouvement. Meurt brusquement sans agonie. Inoculation du bulbe, résultats positifs.

Dans d'autres cas, la paralysie envahit les deux membres d'un même côté, réalisant ainsi le type hémiplégique :

Observation 53. — Laussobe (Gamaléia, *loc. cit.*, obs. 8).

X., morsure à la main gauche. quatre mois après, douleurs dans la main mordue, irradiées jusqu'à la nuque. Vertiges, agitation, délire. Le lendemain, sputation, érections et éjaculations, oppression. Le quatrième jour paralysie du bras gauche, sensibilité intacte. Pas d'hydrophobie. Le cinquième jour, hémiplégie gauche. Mort.

Observation 54. — Laborde (Gamaléia, *loc. cit.* obs. 3).

J. L., mordue au bras droit par un chat enragé. Quatre mois après, elle est effrayée par une ombre et ressent une démangeaison et une vive douleur dans le bras droit qui s'engourdit et se paralyse. Fièvre. Le quatrième jour dysphagie ; le lendemain hydrophobie, mais peut manger des fruits. Accès furieux. Le sixième jour, hémiplégie. Elle perd ensuite l'usage de la parole, qui ne revient que le lendemain. Écoulement de salive. Mort le neuvième jour.

La paralysie peut encore suivre une marche ascendante, débuter par les membres inférieurs et se propager au tronc :

Observation 55. — GENET (GAMALÉIA, *loc. cit.*, obs. 14).

C., vingt-sept ans, mordu au bras gauche par un chien enragé, le 10 août. Traitement du 11 au 23 août. Le 14 octobre, après quelques douleurs sourdes dans le bras mordu, le malade ne peut plus marcher. Le lendemain, spasmes hydrophobiques et respiratoires. Accalmie le jour suivant, peut boire, manger. Érections et éjaculations, douleurs lancinantes de la verge et picotements à l'extrémité de l'urèthre. Le cinquième jour, la paralysie gagne le tronc; délire; mort, le sixième jour. Inoculation du bulbe au lapin, résultat positif.

Si elle continue à envahir progressivement les membres supérieurs, la face, elle devient une paralysie à syndrome de Landry, variété de rage sur laquelle M. Remlinger a attiré l'attention et que nous étudierons plus loin. Dans ce cas, la paralysie devient totale. Mais elle peut également envahir tout l'organisme en suivant une marche descendante :

Observation 56. — ODO BUJWID, *loc. cit.*, p. 242.

B... vingt-six ans, mordu par un chien inconnu à la main gauche. Vingt-neuf jours après, douleur dans la main et l'avant-bras du côté mordu; le lendemain spasmes pharyngiens. Le cinquième jour paralysie du bras. Le septième jour ne peut plus se tenir debout; T. : 39°5, P. : 100. Délire. Le lendemain, paralysie de tout le corps. Mort le neuvième jour.

Observation 57. — GAMALÉIA, *loc. cit.* p. 64, obs. I.

Schag... douze ans, mordu à la main droite par un chien qui n'est pas reconnu enragé. Pas de traitement. Quarante jours après, céphalée, douleur dans le bras mordu qui est engourdi, et qui se paralyse quatre jours après. Au quatrième jour, respiration suspirieuse, hoquet, angoisse et peur. T. : 39° le soir. Spasmes pharyngiens, accès d'excitation. Parésie du facial droit. Le cinquième jour, délire, salivation, douleurs dans les jambes. T. : 36°5. Le soir, paraplégie : ne peut plus se tenir debout. Ptosis de l'œil gauche. T. : 38°3. Le sixième jour, voix faible. Peut boire et manger sans spasmes ; par moments ne voit rien. Dyspnée. Le lendemain, paralysie de tous les muscles du corps. Immobile jusqu'à la mort qui survient le soir du septième jour.

Ces exemples montrent que tous les degrés peuvent s'observer dans les paralysies rabiques, depuis le simple engourdissement jusqu'à l'impotence fonctionnelle absolue, depuis la paralysie d'un seul muscle jusqu'à celle de toute la musculature du corps. Ce qui augmente encore ce polymorphisme clinique, ce sont les troubles sensitifs et moteurs qui accompagnent souvent le processus paralytique.

3° *Troubles de la sensibilité et de la motilité.*

La paralysie peut être précédée et accompagnée de douleurs plus ou moins intenses. Il s'agit parfois de simples fourmillements ; mais, dans d'autres cas, elles deviennent très violentes :

Observation 58. — Toussaint. Thèse Ygouf, *loc. cit.*
obs. V.

D... soixante ans, mordu à la partie postérieure de la jambe gauche par un chien. Cinquante jours après, douleurs lombaires qui l'obligent à s'aliter ; ces douleurs sont vives et remontent le long du sciatique ; mouvements du tronc, pénibles, et mouvements de flexion des cuisses sur le bassin, douloureux. Constipation, pertes séminales. Le quatorzième jour hydrophobie, ne peut plus marcher ; membres inférieurs en résolution complète. Mort le dix-huitième jour.

A ces phénomènes douloureux peut se joindre une anesthésie complète du membre paralysé (obs. 49). Dans d'autres cas, au contraire, la sensibilité est intacte (obs. 40, 46, 50, 53).

Outre ces troubles sensitifs, il existe parfois des troubles de la motilité. Des crampes cloniques peuvent apparaître dans les membres atteints d'impotence fonctionnelle :

Observation 59. — Schaffer. Sur un cas atypique de rage humaine. *Ann. Inst. Pasteur*, 1890,

L.., vingt-huit ans, mordu à l'index gauche par un chien errant. Pas de traitement. Dix-huit jours après la morsure, frissons ; le lendemain, fourmillements dans le bras droit, spasmes pharyngés et respiration difficile. Le troisième jour, peut à peine se tenir debout ; démarche ataxique. Le soir, il devient agressif. Bourrelets idiomusculaires sous l'influence d'une excitation mécanique. Parésie des membres inférieurs. Pas d'hyperesthésie. Délire. Le quatrième jour, ataxie complète. T. : 39°,5, P. : 180. Réflexes abolis. Incontinence d'urine. Salivation. Parésie du bras droit. T. : 39°,8. Le cinquième jour, T. : 35°,8 ; le lendemain,

T.: 34°,9 et 33°,6. Crampes cloniques des membres inférieurs. La température remonte à 37°,5 et à 39°,3 au moment de la mort..

Dans d'autres cas les membres paralysés sont le siège de contractures très douloureuses. Voici un malade, chez lequel des phénomènes de ce genre apparaissant au niveau des extrémités, rappellent des accès de tétanie :

Observation 60. — BAMBERGER. Un cas de rage paralytique, *Allg. Wien. med. Zeitung,* 1896, p. 442.

J. P.., quarante-six ans, ressent brusquement et sans cause, une faiblesse et des douleurs dans le bras et la jambe droites. Le soir contractures dans le bras et la jambe droites. Le quatrième jour, hydrophobie, T. : 39°,4 ; P. : 48 ; R. : 24. Spasmes respiratoires. Le cinquième jour, délire. Ce qui l'inquiète le plus et ce qui domine le tableau clinique, ce sont les contractures. Toniques, douloureuses, elles frappent surtout le bras, puis la jambe droite, rarement la gauche. Elles commencent par des secousses fibrillaires ; la respiration devient fréquente et angoissée. Le bras s'étend ; les doigts sont écartés, extension au niveau des articulations métacarpo-phalangiennes, légère flexion de la phalangine sur la phalangette ; le petit doigt est en abduction. Puis la jambe se prend, le pied se met en rotation interne, les orteils écartés et en extension. Parfois la crampe se localise au bras droit ou à la jambe droite. Une fois, spasme dans le territoire du facial droit. Pas de Chvostek. Parésie des extrémités droites ; sensibilité intacte. Le sixième jour, délire ; hémiparésie, hydrophobie, spasmes, accès jusqu'au moment de la mort qui survient le septième jour.

Inoculation du bulbe au lapin, résultats positifs.

Les anamnestiques avaient totalement manqué.

4° Rapports de la paralysie avec les autres symptômes rabiques.

De ces différentes observations il ressort que les paralysies rabiques sont excessivement variables, aussi bien par leur mode de début que par leur façon d'évoluer et leur degré d'intensité.

Mais il s'en dégage une autre conclusion : c'est que la paralysie se rencontre rarement à l'état isolé, constituant l'unique manifestation clinique, comme dans le cas suivant : il s'agit d'une malade chez laquelle la rage ne s'est révélée que par des phénomènes paralytiques et une légère hydrophobie passagère, sans délire, sans agitation :

Observation 61. — ROMBRO (GAMALÉIA, *loc. cit.*, obs. 4).

O. O..., vingt-deux ans, mordue à la main gauche par un chien non reconnu enragé. Trois mois et demi plus tard, à la suite d'une frayeur, elle ressent une douleur dans la main mordue qui devient lourde. Le soir, légère difficulté pour boire. Les quatre jours suivants, elle a peur; mange des raisins, mais ne peut boire et la main gauche est paralysée.

Dans la suite, paralysie du bras gauche et des deux jambes avec conservation de la sensibilité et réflexes plantaires. T. : 39°,5 et 40°. Salivation. Très tranquille, aucune hyperesthésie. Bras droit paralysé. Incontinence d'urine et des matières. Elle a toute sa connaissance. A bu un peu d'eau.

Vers le neuvième jour, langue parétique. Boit sans difficulté. Elle est tout à fait calme. Meurt le soir.

Les cas de ce genre sont rares, parmi les rages non atténuées, qui se terminent par la mort. Généralement les paralysies sont associées à d'autres symptômes rabiques. C'est ainsi que Ygouf a pu classer les rages paralytiques en paralysies primitives et secondaires, suivant qu'elles apparaissent avant ou après les symptômes classiques de l'hydrophobie.

Dans les observations 41, 50, 54, 55, 57, le malade ressent comme premier phénomène une douleur suivie de parésie ou de paralysie absolue; les autres symptômes de la rage ne surviennent qu'après. Il s'agit dans ces cas de paralysie primitive, dont voici encore deux exemples :

Observation 62. — *Ann. Inst. Pasteur*, 1890.

T..., sept ans, mordue au mollet droit par un chien qui est abattu, mais dont on ne fait pas l'autopsie. Traitement deux jours après pendant quatorze jours. Elle ressent des douleurs dans la jambe mordue pendant les trois semaines qui précèdent l'apparition de la rage. Soixante-neuf jours après la morsure, claudication de la jambe mordue; deux jours après le membre paraît gonflé, il est douloureux au toucher; le cinquième jour hydrophobie et mort le neuvième jour.

Observation 63. — Ricochon. — Un cas de rage paralytique chez l'homme. *Gaz. hebdom. de Méd. et de Chir.*, 11 mars 1887.

H. H..., vingt-neuf ans, mordu à la cuisse gauche par un chien suspect de rage, vingt-neuf jours après la morsure, malaise, courbature, douleurs dans les hanches et dans les jambes.

Le lendemain, céphalée, insomnie et difficulté pour se retourner dans le lit. Le surlendemain, douleurs lombaires, sciatiques, irradiées dans le talon, les orteils. Il ne peut plus quitter le lit. Le cinquième jour, spasmes pharyngiens, troubles respiratoires, étouffements. Douleurs lombaires,

impotence fonctionnelle. Hydrophobie. Constipation. Dysurie douloureuse. Hallucinations auditives. Paralysie complète
des membres inférieurs. Le sixième jour, incontinence
d'urine. Il finit par avouer qu'il se croit enragé. Sa sensibilité
affective se développe ; il parle de sa famille, de sa fiancée.
Il dit qu'il a envie de mordre ; meurt le soir.

Entre les cas où la paralysie se montre primitive
et ceux où elle est secondaire, tous les degrés peuvent être observés. Tantôt elle apparaît en même
temps que les autres phénomènes rabiques ; tantôt
elle débute plus ou moins longtemps après ces derniers (Obs. 52).

Dans les deux cas suivants, elle évolue parallèlement à un syndrome bulbaire, (Obs. 64) et à un
syndrome cérébral (Obs. 65).

Observation 64. — KOZIELL. Morsures de chien enragé.
Traitement Pasteur. Mort. *Rev. méd. de l'Afrique du
Nord,* 1904.

G..., quarante-cinq ans, mordue le 28 mai, par un chien
enragé, au ventre et à la main droite. Traitement deux ou
trois jours après.

Du 10 au 14 juillet, malaise et lassitude. Le 15, engourdissement de la main droite, s'irradiant dans tout le bras.
Hydrophobie avec spasmes. Du 15 au 17, parésie des quatre
membres ; insomnie et agitation. Hydrophobie, mais peut
manger des fruits. Le 17, respiration difficile, anxiété,
mydriase, surexcitation, sputation, syncopes. Meurt en
pleine connaissance, dans un accès de suffocation.

Observation 65. — PEYRAUBE et SAUSSOL (Thèse YGOUFF
Obs. XVI).

X..., soixante-deux ans, mordu à la main gauche par un
chien suspect de rage. Quatre mois après, il devient triste,

hargneux et travailleur, alors qu'avant sa morsure, il aimait à rester inactif. Quinze jours plus tard environ, douleur dans le bras mordu avec raideur et contracture. Les jours suivants, mydriase, fièvre, sensation de constriction pharyngée, sputation, rêves érotiques. Pas d'hydrophobie. Agitation maniaque. Membre supérieur inerte. Puis, tout le côté gauche se paralyse. Mort.

Chez un autre malade, la paralysie, qui se traduit par une paraplégie cervicale, ne survient que vingt heures avant la mort :

Observation 66. — BAMBERGER, *loc. cit.*, p. 431.

J. B..., dix-neuf ans. Début par frissons, inappétence, déglutition et respiration difficiles. Hydrophobie, spasmes respiratoires. Les spasmes éclatent à la moindre cause, et s'accompagnent d'angoisse et d'excitation. Le malade a le pressentiment qu'il va mourir.

Le jour suivant, délire, excitation sexuelle. Accès de suffocation. Quelques moments de lucidité pendant lesquels le malade fait ses adieux et demande pardon d'être aussi agité, disant que c'est un besoin anquel il ne peut résister quand la suffocation survient. Les paralysies apparaissent vingt heures avant la mort. Débutant par le bras gauche; maladresse du bras droit, ne peut plus tenir sa cuiller. Puis il ne peut plus soulever le tronc, les jambes continuant d'être fortes. T. : 39°, 40°. Meurt.

Trois lapins inoculés, l'un avec l'écorce cérébrale, l'autre avec le liquide céphalo-rachidien, le troisième avec le bulbe, meurent tous trois de rage, le premier au dix-septième jour, les deux autres, les jours suivants.

Avec ce cas, on passe insensiblement à ceux où les phénomènes paralytiques ne surviennent qu'à la fin de l'évolution de la rage, à la phase de dépression.

Rage paralytique à syndrome de Landry.

Nous venons de voir que la paralysie rabique, dont la marche est si souvent irrégulière, peut, dans certains cas, suivre une évolution ascendante et réaliser le type du syndrome de Landry. Etant donnée l'importance de cette variété spéciale de rage paralytique, nous la décrivons à part, comme l'ont fait M. Remlinger, MM. J. Courmont et Lesieur.

Le syndrome de Landry peut apparaître dans la rage, comme dans la plupart des maladies infectieuses « La paralysie ascendante aiguë, dit M. Remlinger, n'a aucune unité anatomique, étiologique ou pathogénique. Elle doit être considérée comme un syndrome susceptible d'apparaître dans des conditions très diverses... Il faut savoir que le virus rabique peut créer le syndrome de Landry ».

Cette myélite ascendante « débute par les membres inférieurs, gagne la vessie et le rectum, s'étend aux membres supérieurs, puis aux nerfs bulbaires ».

Elle peut évoluer au milieu de phénomènes bulbaires et cérébraux plus ou moins intenses. Mais ces deux syndromes peuvent être à peine marqués, « l'hydrophobie se réduit à quelques spasmes pharyngés qui se produisent pendant les dernières heures de la vie, au moment du passage des liquides ». Dans ce cas la paralysie ascendante devient le symptôme dominant et elle peut même, chez certains malades constituer l'unique manifestation clinique sous laquelle il est très difficile de dépister la nature rabique de cette paralysie.

Le plus bel exemple que nous pourrions donner de rage à syndrome de Landry, est celui d'un malade (obs. 88) qui a été observé par M. le professeur Nicolas, et dont l'observation a été relatée par MM. J. Courmont et Lesieur. Mais ce malade a guéri ; il s'agissait donc d'une rage atténuée, et nous le citerons, en étudiant cette variété clinique.

Voici un cas où l'on voit évoluer cette paralysie ascendante, en même temps que des symptômes bulbaires très accusés, du délire et de l'excitation psychique. En huit jours elle envahit successivement les membres inférieurs, le tronc, les membres supérieurs, la langue.

Observation 67. — ROUSSINE (GAMALÉIA, *loc. cit.*, obs. 6).

N..., Jean, douze ans, mordu le 27 juin 1886, par un chien enragé, aux cuisses et à la fesse. Traitement. (L'auteur ne donne pas la date du début).

Le 1ᵉʳ août, trente-cinq jours après la morsure, faiblesse des jambes. Le lendemain, ne peut pas se lever, douleurs au ventre et aux reins. T. : 38°5. *Le 3*, angoisse, insomnie. Douleurs aux reins et aux parois abdominales. Constipation. T. : 38°3. Le lendemain la paralysie est complète; rétension d'urine. T. : 38°8. *Le 5*, angoisse et délire; les douleurs montent plus haut. Sensibilité normale. Refuse de boire et de manger. Quand on insiste, il s'excite. T. : 39°2, qui atteint 40° le lendemain. Paralysie du rectum et de la vessie. *Le 7*, vomissements. R. : 24. Difficulté pour avaler. T. : 39°2. Secousses spasmodiques dans les membres supérieurs, qui sont affaiblis. *Le 8*, R. : 36, entrecoupée. Parole embarrassée avec un fort bégaiement. Disphagie, vomissements. Bras immobiles. Le soir, R. : 42; T. : 37°2. Hydrophobie avec spasmes des muscles cervicaux, excitation psychique et terreur provoquée par l'eau. Parole paralysée, inintelligible. Mort à minuit.

Mais c'est surtout en décrivant les formes atténuées, que nous rencontrerons ce syndrome de Landry dans toute sa pureté.

§ IV. Rage à forme cérébelleuse. — Rage à forme sympathique.

Ces deux formes cliniques ont été décrites par MM. Paviot et Lesieur, en 1902.

Rage à forme cérébelleuse

Gamaléia (1), en étudiant les lésions rabiques, a montré que le virus pouvait se localiser sur le cervelet. Cet auteur cite un cas de rage où apparaît nettement le syndrome cérébelleux.

Daddi (2) a insisté également sur la fréquence des lésions du cervelet dans la rage. « Je n'ai jamais vu d'altération des ganglions, dit cet auteur, sans qu'il existe en même temps des altérations dans d'autres parties du système nerveux et surtout dans le cervelet. » Pour Daddi, les premiers symptômes présentés par les animaux rabiques, rappellent plutôt un syndrome cérébelleux ; ce sont des faits d'asthénie et de titubation.

C'est en se basant sur cette fréquence des lésions du cervelet dans la rage, lésions qui, d'après Thézé (1903) sont constantes dans la paralysie rabique expérimentale, que MM. Paviot et Lesieur ont décrit, à propos de l'observation d'un enfant, une forme cérébelleuse de rage humaine (1902).

Bien qu'on ne connaisse pas encore le rôle physiologique exact des cellules de Purkinje, on peut consi-

(1) GAMALÉIA. — Sur les lésions rabiques. *Ann. Inst. Pasteur*, 1887.

(2) DADDI. — Sulte alterazioni dei ganglii spinali e sulla diagnosa istologica della rabbia. *Revista critica di Clin. medica*, 1900, p. 357-360.

dérer le syndrome cérébelleux comme constitué par des vertiges, une démarche ébrieuse, accompagnée d'asthénie. Cette sensation de vertige ne peut pas être mise sur le compte du délire ou d'une hallucination ; le malade a sa connaissance, mais il lui semble qu'il va tomber. En voici un exemple :

Observation 68. — GAMALÉIA, *loc. cit.*, p. 70. obs. 11.

S..., soixante-treize ans, mordu par un chien enragé à la face et à la cuisse gauche. Le traitement venait de commencer quand la maladie est venue l'interrompre, quatorze jours après les morsures.

Début par des douleurs de ventre. Le lendemain insomnie, frissons, céphalée, douleurs dans les jambes ; T. : 38°,4 qui atteint bientôt 39°,6 Tremblements des avant-bras et des muscles de la face. Le troisième jour, hoquet, constrictions spasmodiques de la gorge. Dysphagie ; T. : 37°,6. Il a un fort vertige quand il veut se lever. Il est toujours très calme, bienveillant et reconnaissant. Le soir, il éprouve une sensation violente de vertige, comme s'il tombait hors de son lit. Vertige allant jusqu'à la terreur. Il exécute des mouvements de rotation longitudinale sur son axe, cherche à se tourner de l'autre côté, se met sur le ventre, se cramponne, supplie qu'on le retienne. Cette sensation qu'il tombe revient toujours pendant une heure et demie, ne le laissant pas en repos. Il a toujours pleine conscience. Dyspnée. Puis la paralysie envahit tout son corps et il meurt le soir à 9 heures.

MM. Paviot et Lesieur citent le cas suivant comme exemple de forme cérébelleuse : c'est un enfant qui a présenté à la période d'état un syndrome caractérisé par : « asthénie, faiblesse des membres inférieurs, démarche ébrieuse, gestes choréïques, priapisme ».

Observation 69. — Paviot et Lesieur, *loc. cit.*, (obs. II).

M. J..., mordu le 10 octobre 1900 par un chien errant, aux deux mains. Pas de traitement antirabique Le 17 novembre, trente-huit jours après la morsure, douleurs dans le bras droit. Le lendemain, il est triste, abattu, refuse toute nourriture.

Le quatrième jour, il est extrêmement agité, ne peut tenir en place, a des gestes de choréïque, une démarche ébrieuse, rappelant celle d'un cérébelleux. La faiblesse des membres inférieurs s'accuse, abolition des réflexes rotuliens, priapisme, face pâle, mydriase, sialorrhée. Puis délire de paroles et d'action, hallucinations : il ne reconnaît plus sa mère, la bat, lui crache à la face. Hyperesthésie, photophobie, quelques spasmes pharyngés, mais sans dyspnée.

Pouls petit à 100. T. : 39°. Urines rares.

Polynucléose du sang : 84 p. 100, mort trois jours et demi après le début, quarante-deux jours après la morsure. Inoculations du bulbe : résultats positifs sur deux cobayes et deux lapins (1).

On pourrait peut-être rapprocher de ces observations les deux cas suivants, où l'on voit apparaître quelques troubles cérébelleux au milieu de symptômes bulbaires très marqués : le premier présente une démarche ébrieuse, le second, des vertiges :

Observation 70. — Armand. Cas de rage chez un enfant de quatre ans. *Lyon médic.*, 1872, n° 20.

François C., quatre ans, mordu, le 3 août 1872, à la face par un chien enragé. Le 17 août, quatorze jours après la morsure, surexcitation et insomnie, tristesse. Hydrophobie le surlendemain. Le 20, il est assez gai, mais il paraît surexcité et inquiet. *Sa démarche est incertaine et rappelle celle*

(1) Voir observation 21, note 1.

d'un homme ivre. L'hydrophobie, l'insomnie, l'agitation, persistent les jours suivants. T. : 39°6; P. : 140. Myosis. Priapisme. Convulsions généralisées.

Le septième jour, agitation extrême. Cherche à mordre. Salivation. Meurt dans un spasme.

Observation 71. — BONIS [Thèse MARCHAIS, Contribution à l'étude clinique de la rage humaine. Paris, 1891 (obs. III)].

F. J., quatorze ans, chevrier. Mordu à la face par un chien enragé. Huit jours après, traitement antirabique. Soixante-quatre jours après la morsure, il est effrayé par un chien; sept jours après, vertiges en se levant, bientôt suivis de céphalée. Frissons, abattement, inquiétude; spasmes respiratoires. Hydrophobie. Intelligence intacte, mort par asphyxie.

Rage à forme sympathique

Le syndrome sympathique, disent MM. Paviot et Lesieur, a été vu par la plupart des auteurs au moins à la période terminale de la maladie. Il nous a seulement été donné de l'observer à peu près pur en pleine période d'état. C'est pourquoi nous proposons d'en faire un véritable type dans sa forme pure. Les lésions des ganglions sympathiques étant constantes (Golgi, Van Gehuchten, Nélis, nous-mêmes, etc.), il n'y a pas lieu de s'étonner de l'apparition d'un tel syndrome. » (1)

MM. Paviot et Lesieur ont décrit cette variété de rage humaine à propos d'un rabique qui avait présenté, à la période d'état, le syndrome suivant : sudation, pâleur de la face, ptyalisme, agrandissement des fentes palpébrales, exorbitisme, mydriase.

(1). PAVIOT et LESIEUR, 1902, *loc. cit.*

Observation 72. — Paviot et Lesieur, 1902, *loc. cit.*, obs. I.

M. G., quarante-sept ans, Mordu le 12 juillet 1900 au bord radial du poignet droit, par un chien qui présente des symptômes de rage, et qui cependant n'est pas reconnu enragé à l'autopsie.

Pas de traitement. Début des symptômes le 17 août, trente-six jours après la morsure, par de la tristesse. Le lendemain, sensation de morsure au point mordu, fourmillements dans le bras droit. Dans la nuit du 18 à 19, céphalée, dysphagie, constriction pharyngée à la vue des potions, agitation. Le 19, accès de suffocation, sudation, sialorrhée. Raisonne bien, se tient debout. Puis dyspnée et spasmes. Face angoissée et pâle, couverte de sueurs, fentes palpébrales grandement ouvertes, léger exorbitisme, mydriase. Réflexes tendineux normaux, sensibilité objective intacte. Pouls à 80. T.: 40°. Urines troubles, sans sucre, albumine.

Délire dans la nuit. Meurt en asphyxie au cours d'un accès de dypsnée.

Inoculations du bulbe à deux cobayes et à deux lapins. Ces animaux meurent de rage, les premiers, au vingt et unième jour, les seconds, au seizième jour. (1)

____

(1) Voir obs. 21, note 1.

§ V. Formes atténuées.

Accidents rabiques guérissables survenant chez des individus mordus, soumis ou non au traitement pasteurien.

Les différentes formes cliniques que nous avons examinées jusqu'à présent, rentrent dans cette catégorie que MM. J. Courmont et Lesieur appellent : les rages classiques. Tous les cas précédemment cités se sont terminés par la mort.

Mais il existe des rages qui, une fois déclarées, peuvent guérir. Les unes guérissent spontanément, sans aucun traitement antirabique. Les autres se voient chez des mordus, qui ont été soumis aux inoculations préventives.

I. — RAGES ATTÉNUÉES, GUÉRISSANT SPONTANÉMENT

Dans son étude sur la rage paralytique, Gamaléia rappelle que Reder cite cinq cas de guérison, comme tout à fait probants « On trouve, dit Reder, quoique très épars dans la littérature, des cas incontestables de rage humaine guérie ».

On pourrait peut-être ranger dans cette catégorie, les cas de guérison attribués aux différents traitements curatifs, en vigueur avant l'ère pasteurienne, tels que le curare, les injections de sublimé, etc.

Voici par exemple un cas considéré par Offenberg, comme une vraie rage, guérie par des injections de curare :

Observation 73. — OFFENBERG. Contribution à l'étude du traitement de la rage humaine. Prusse rhénane, 1878, (cité par BOULEY, comité consultatif d'hygiène public, séance du 12 mars 1883).

Le 28 juillet 1874, une servante A. H... est mordue au talon gauche, à travers son bas, par un chien enragé. Le 16 octobre, agitation et pleurs, accès de suffocation quand elle essaye de boire ; frémissement musculaire et tendineux, spasmes inspiratoires et convulsions cloniques générales. Constrictions pharyngiennes. Pas de fièvre, un peu d'anesthésie pharyngienne, douleurs subjectives dans le pied jusqu'au genou. Les spasmes augmentent. Injections sous-cutanées de curare. Les deux jours suivants, spasmes, déglutition impossible, céphalée, angoisse, loquacité, hyperesthésie sensorielle. Le 19, paralysie. Le lendemain, peut boire et manger. Les derniers spasmes apparaissent le 26 octobre. Guérie le 19 décembre.

On pourrait aussi se demander si certaines hystéries rabiformes, ne seraient pas simplement des rages atténuées guéries spontanément, tant est grande parfois la ressemblance avec la rage vraie. Nous reviendrons sur cette question au diagnostic, et en étudiant la pathogénie.

II. — ACCIDENTS RABIQUES CHEZ DES INDIVIDUS MORDUS, SOUMIS AU TRAITEMENT PASTEURIEN.

Rages vraies atténuées par le traitement préventif, pour Brouardel, Daddi, Chantemesse..., la plupart de ces cas ne seraient pour M. Remlinger que des accidents paralytiques dus à la toxine du traitement lui-même.

Nous reviendrons plus loin sur ces discussions de pathogénie. Pour le moment, sans chercher à savoir si ces accidents sont dus au virus de l'animal mordeur ou à la toxine des émulsions de moelle, nous envisagerons, au point de vue uniquement clinique, tous les phénomènes rabiques guérissables, que l'on peut voir survenir chez des individus traités.

Nous ne conserverons pas ici la distinction de rages atténuées par le traitement, et d'accidents paralytiques curables dus à la toxine du traitement, parce que les mêmes cas ont reçu tour à tour ces deux titres différents. Nous la conserverons d'autant moins, qu'en attribuant ces accidents à la toxine antirabique, M. Remlinger avoue lui-même ne se baser que sur une hypothèse. Les formes cliniques d'une maladie ne doivent pas reposer sur des hypothèses, mais uniquement sur des faits cliniques.

Ces différents accidents rabiques consistent généralement, comme le fait remarquer Daddi (1900), en parésies ou en paralysies, frappant les membres inférieurs et intéressant la vessie et le rectum, ou bien les membres supérieurs et la face, ou encore les quatre membres. En même temps on constate des malaises et de l'inquiétude, tantôt la fièvre, tantôt l'apyrexie, rarement de l'hydrophobie et de l'aérophobie. On observe parfois des douleurs, au niveau de la morsure, des troubles de la sensibilité objective et subjective. Le plus souvent, la paralysie débute par les membres inférieurs et suit une marche ascendante, réalisant le syndrome de Landry. Des troubles bulbaires peuvent apparaître, le cœur s'accélère, la respiration devient irrégulière. Les symptômes peuvent même devenir très alarmants. le malade à un mauvais état général. Puis l'amélioration se produit huit ou quinze jours en moyenne après le début des phénomènes aigus, et tout rentre dans l'ordre. Mais souvent la guérison n'est définitive qu'après une convalescence de plusieurs semaines.

Tous les degrés peuvent être observés depuis la simple parésie jusqu'à la paralysie totale, depuis la forme où l'on ne trouve aucun symptôme rappelant la rage, jusqu'à celle où l'on assiste à l'évolution d'une rage complète.

*
* *

Tout peut se borner à des douleurs, avec picottements et élancements, ou à de simples engourdissements, avec anesthésie au niveau de la cicatrice. Ce sont les névrites rabiques tardives sur lesquelles Chantemesse a particulièrement insisté :

Observation 74. — CHANTEMESSE. *Mercredi médical*, 1891
p. 209.

Femme mordue au nez. Deux mois après la vaccination, les cicatrices rabiques deviennent douloureuses, et autour d'elles la sensibilité disparaît. Changement de caractère avec insomnie et amaigrissement. Soumise à une nouvelle vaccination. Guérison.

Observation 75. — CHANTEMESSE (*id*).

Homme mordu au bras. Traitement tardif. Le jour où finit le traitement, malaise, faiblesse et élancements douloureux dans le bras mordu. Irradiation jusqu'au deltoïde. Une des morsures, la principale, est insensible. Nouvelle vaccination. Guérison dix jours après.

Dans ces deux cas, il s'agit de simples troubles nerveux intéressant le siège de la morsure. Mais ces douleurs peuvent s'accompagner de quelques autres symptômes, sous lesquels la rage commence à se dessiner :

Observation 76. — CHANTEMESSE. *Soc. méd. Hôp. Paris*, 1891
(Séance du 24 avril).

Femme mordue à la paupière ; inoculée cinq jours après ; au bout de trois semaines, légers picotements dans la cicatrice, douleur à la pression, au niveau des rameaux frontaux du trijumeau ; raideur de la nuque, vomissements, spasmes pharyngés. Ces accidents faisant craindre le développement de la rage, elle est soumise à une nouvelle série d'inoculations. Tous les accidents cessent.

Mais, le plus souvent, c'est sous la forme de parésies ou de paralysies que se manifestent ces accidents. Dans quelques cas, ce sont les nerfs crâniens qui sont atteints. Des deux exemples suivants, il s'agit, dans le premier, d'une diplégie faciale, à laquelle s'ajoute, dans le second, une paralysie des deux moteurs oculaires communs :

Observation 77. — DARCKSCHEWITCH (REMLINGER. Accidents paralytiques au cours du traitement antirabique, *Ann. Inst. Pasteur*, 1905, note 1) (1).

Homme mordu par un chien suspect. Une semaine après la fin du traitement, il présente, tout à coup, une paralysie du facial droit, et, le lendemain, du facial gauche. Six mois

(1) La plupart des cas suivants sont relatés dans l'article de M. Remlinger; nous avons résumé nous-mêmes ceux que nous avons pu lire dans leur texte originel.

plus tard, il existait encore une parésie des faciaux supérieur et inférieur et de l'hypoexcitabilité faradique et galvanique. Guérison dans la suite.

Observation 78. — Sabarthez. Rage atténuée produite très probablement par les inoculations pasteuriennes. *Gaz. Hôpit.*, 5 et 8 décembre 1891.

M. G..., quarante-deux ans, mordu le 11 août 1891, à l'avant-bras gauche, par un chien qui ne présentait pas de symptômes de rage. Traitement le 17 août, sept jours après la morsure et pendant dix-sept jours. Les deux dernières inoculations entraînent une grande lassitude, qui s'accroît ensuite. Le 6 septembre, trois jours après la fin du traitement, paralysie des lèvres. Le lendemain, difficulté pour prononcer certaines lettres. Les trois jours suivants, aggravation : faiblesse, céphalée, insomnie, cauchemars, accès d'angoisse précordiale. Inspiration parfois lente et pénible. Diplégie du facial et du moteur oculaire commun. Ne peut ni siffler, ni souffler, ni cracher, succion impossible; ne peut prononcer certaines lettres (B, P, U). Mouvements des yeux incomplets. Diplopie, myosis, photophobie. Du sixième au onzième jour, commence l'amélioration. La paralysie disparaît de haut en bas, mais lentement. Le trente-quatrième jour de la maladie, elle est presque nulle. Il persiste de la diplopie. Guérison dans la suite.

En résumé : Début vingt-sept jours après la morsure, trois jours après la fin du traitement. Durée : plus de trente-quatre jours.

Généralement la paralysie porte sur les membres inférieurs. Tantôt il s'agit d'une parésie limitée à un groupe de muscles :

Observation 79. — J. Roux. — Accidents nerveux chez les personnes mordues par un chien enragé et soumises aux inoculations pasteuriennes. *Province médic.*, 18 juin 1898.

X..., soixante-six ans, mordue le 3 mars 1897 par un chien enragé. Traitement du 10 au 28 mars. A la fin du traitement, quelques douleurs dorso-lombaires. Dans les premiers jours d'avril, crampes dans les membres inférieurs, douleurs à la fesse. Le 12 avril, douleurs sciatiques. Parésie du groupe antéro-externe de la jambe. Pied en varus ; steppage. Zone étroite d'hypoesthésie sur la face externe de la cuisse gauche.

Le 22 avril, cinquante jours après la morsure, quarante-trois jours après le début du traitement, amélioration. Marche sans difficulté. Guérison complète en mai.

En résumé : Début à la fin d'un traitement de dix-huit jours, vingt-deux jours environ après la morsure. Durée de la maladie vingt-trois jours environ.

Tantôt la parésie s'étend aux deux membres inférieurs :

Observation 80. — KRAIOUCHKINE
(REMLINGER, *loc. cit.*, obs. 9).

Homme mordu le 15 décembre 1893 au médius par un chien enragé. Traitement le 18 décembre. Le 2 janvier, douleurs névralgiques à la poitrine. T. : 38°,5.

On suspend les inoculations. Les jours suivants, les douleurs s'irradient dans les bras. Hyperesthésie de la peau du thorax et de la partie supérieure de l'abdomen.

Engourdissement des membres inférieurs. A la sensation que ses jambes sont en bois. Réflexe rotulien exagéré. Dysurie. Le 6 janvier, parésie des membres inférieurs, constipation, retension d'urine. Du 9 au 15 janvier, amélioration. Guérison au bout de quelque temps.

En résumé : Début au seizième jour du traitement, dix-huit jours après la morsure. Durée quinze jours environ, avec une période de convalescence non indiquée.

Dans la plupart des cas, la parésie devient une paralysie et s'accompagne, généralement, de troubles sphinctériens :

Observation 81. — Bordoni-Uffreduzzi
(Remlinger, *loc. cit.*, obs. IV).

Homme quarante ans, mordu au bras le 28 janvier 1891, par un chien enragé. Traitement sept jours après pendant dix-sept jours. Le lendemain du dernier jour du traitement, parésie des membres inférieurs, anorexie et dégoût pour la nourriture. Puis paraplégie absolue. Paralysie de la vessie et du rectum. Etat stationnaire pendant cinq ou six jours, puis amélioration. Au bout de quinze jours guérison à peu près complète.

En résumé : début vingt-cinq jours après la morsure, le lendemain d'un traitement de dix-sept jours. Durée : vingt-cinq jours en moyenne.

Observation 82. — E. Roux (Remlinger. *loc. cit.*, obs. XII).

Individu mordu à Orléans le 27 avril 1896. Traitement sept jours après, pendant quinze jours. Quelques jours après, subitement, paraplégie et rétention d'urine. Guérison au bout de quelques jours (obs. de Geffrier).

Au niveau des membres paralysés, les réflexes sont abolis ou exagérés :

Observation 83. — Murri. Traitement d'un cas de rage
confirmée. Guérison, *Bull. médic.*, 1892.

B.., vingt-deux ans, mordu au mollet gauche le 3 mars 1902 par un chien enragé. Traitement quatre jours après, pendant vingt jours. Le dernier jour du traitement, agitation, sensation de chaleur, rachialgie, insomnie. Le lendemain, faiblesse des membres inférieurs au troisième jour, paraplégie, vomissements, fièvre, rétention des urines et des matières. Injections intra-veineuse d'émulsions de moelle. Au quatrième jour, abolition des réflexes. Zone hyperesthésique en ceinture entre les mamelons et l'ombilic. Au sixième jour, amélioration.

En résumé : début vingt-quatre jours après la morsure, le dernier jour du traitement. Durée : six jours.

Observation 84. — BRAULT (REMLINGER, *loc. cit.*, obs. XI).

Homme vingt-huit ans, mordu par un chien qui très probablement, n'était pas enragé. Traitement vingt-trois jours après la morsure. Au cinquième jour du traitement et à la suite d'un bain froid, parésie des membres inférieurs qui augmente peu à peu jusqu'à devenir une paraplégie complète le quatorzième jour du traitement. Rétention d'urine, incontinence des matières, hyperesthésie cutanée des jambes, exagération des réflexes rotuliens, fièvre. Symptômes stationnaires pendant une semaine, puis amélioration et guérison complète au bout de deux mois.

En résumé : début vingt-huit jours après la morsure, au cinquième jour du traitement. Durée de la période d'état une vingtaine de jours ; convalescence, un mois et demi environ.

La même variété s'observe du côté des troubles sensitifs. Il existe tantôt de l'hypoesthésie (obs. 79, 88, 90) tantôt de l'anesthésie (obs. 85, 87), tantôt enfin de l'hyperesthésie (obs. 80, 83, 84).

Ces paralysies peuvent s'accompagner de crampes douloureuses :

Observation 85. — GROS. Sur des accidents médullaires à forme de myélite aiguë, survenus au cours d'un traitement antirabique. *Bullet. Acad. Méd.*, 29 juin 1897.

C..., vingt-huit ans. Le 11 octobre 1896, un chien happe sa main qui portait une récente écorchure et la couvre de salive. Le soir, le chien disparaît. Vers le 23 octobre C... est

est pris de l'idée qu'il a contracté la rage. Traitement le 3 novembre, vingt-quatre jours après la morsure. Le cinquième jour du traitement, malaise et incontinence des matières, Le 14 novembre (douzième jour du traitement), dégoût pour le travail, douleur en ceinture ; le lendemain rétention d'urine. Le 17 novembre, les deux membres inférieurs sont paralysés. Rétention des matiéres. T. : 37°-38° ; P. : 104-120. Le 18 novembre, éruption scarlatiniforme pendant deux jours. Le 21 novembre, paraplégie complète, spasmes douloureux dans les jambes, anesthésie des deux jambes à la piqûre, perversion de la sensibilité. Le 28, amélioration, mouvements reviennent, urine seul. Guérison en janvier.

En résumé : Début seize jours après la morsure, au cinquième jour du traitement. Durée de la période d'état, vingt et un jours, un mois et demi de convalescence.

Mais la paralysie ne reste pas toujours localisée dans les deux membres inférieurs ; elle peut suivre une marche ascendante et réaliser le syndrome de Landry. Tous les degrés peuvent alors s'observer.

Voici un cas où, à une paraplégie lombaire succède une parésie des bras, des muscles de la nuque et du cou ; le bulbe commence à être envahi, il y a de la dyspnée ; la sensibilité est intacte.

Observation 86. — REMLINGER, *loc. cit.*, obs. 17.

H..., treize ans, mordu à la cuisse droite, le 19 août 1903, par un chien enragé. Traitement le 26 août, sept jours après la morsure. Le 6 septembre (douzième jour de traitement) visage pâle, facies anxieux. Courbature généralisée ; parésie des jambes, qui devient le lendemain une paralysie complète. Rétention d'urine. Apyrexie. Le 8 aggravation, la courbature douloureuse s'étend. Ne remue la tête et n'ouvre

la bouche qu'au prix de vives souffrances. Parésie des bras.
Constipation. Sensibilité intacte. Réflexes tendineux abolis.
Un peu de dyspnée, pas de tachycardie. Le 9 état station-
naire. Puis la courbature, douloureuse diminue et disparaît.
Le 18, la force et les mouvements reviennent aux bras et
le 25 aux membres inférieurs.

Le 5 octobre, il se lève ; guéri le 14 octobre, cinquante-
cinq jours après la morsure, quarante-huit jours après le
début du traitement.

En résumé : Début dix-neuf jours après la morsure, au
douzième jour du traitement. Durée ; trente-neuf jours.

Le bulbe peut être gravement atteint, le cœur s'accélère. C'est ce qui s'observe sur le malade suivant,
qui présente en outre une anesthésie très accusée et
chez lequel la guérison complète ne survient qu'au
bout de deux mois :

OBSERVATION 87. — RENDU. Accidents médullaires à forme
de paralysie ascendante aigüe survenus au cours d'un
traitement antirabique. — *Bull. Acad. Méd.* 1897 (Séance
du 15 juin).

Le 20 mars 1897, un garçon d'amphithéâtre se fait une
piqûre au doigt à l'autopsie d'un homme mort, la veille, de
rage. Traitement deux jours après, le 22 mars.

Le onzième jour du traitement, sensation de froid. Le lendemain, courbature; fourmillements douloureux à l'abdomen
et aux membres inférieurs. Jambes engourdies, se plaint de
lumbago. T. : 38. Le 3 avril (treizième jour du Trait.) parésie
des membres inférieurs. Anesthésie du ventre, région lombaire,
membres inférieurs. Le soir, paralysie vésicale et rétention
d'urine. Le 24 avril, paraplégie et anesthésie complètes ; ne
sent pas la présence de la sonde dans l'urèthre. Le lendemain fourmillements dans les bras. T. : 90°. Le 6 avril, état
s'aggrave. Tout mouvement des jambes est aboli, anesthésie

jusqu'au thorax, paralysie des sphincters. Parésie des bras, des muscles du cou et de la nuque. Tachycardie, P. 146. Sensation de dyspnée et d'angoisse thoracique.

Le 7 (dix-sept jours après le début du traitement), l'engourdissement des bras diminue, vagues mouvements des jambes, pouls à 110, le soir à 90. S'alimente.

Les jours suivants, l'anesthésie disparaît, les mouvements reviennent. La paralysie du rectum et de la vessie persistent longtemps, miction spontanée le 25 avril seulement. Conserve de la faiblesse.

La période ascendante de la paralysie a duré six jours, le retour graduel à la convalescence a mis dix-neuf jours à s'effectuer. Les suites tardives se sont fait sentir pendant six semaines.

Voici encore un cas de syndrome de Landry, où la paralysie atteint son maximum de gravité. Non seulement les quatre membres sont frappés d'une impotence fonctionnelle absolue ; mais la paralysie envahit en outre les muscles respiratoires, les muscles de Reissessen, la face ; il y a des troubles cardiaques et respiratoires, la température s'élève :

OBSERVATION 88. — J. COURMONT et Ch. LESIEUR. Etude clinique sur la rage humaine. *Journ. de Physiol. et de Pathol. gén..* 15 novembre 1906.

Syndrome de Landry. — Stéph. B..., cinquante-six ans, léché aux mains sur des écorchures le 11 février 1906, par un chien enragé. Traitement commencé cinq jours après, arrêté au seizième jour (2 mars).

2 mars. — Début dans la nuit par des douleurs abdominales, diarrhée, sensation de gêne à la gorge. *Le 3 mars.* — Angoisse. Un peu de difficulté à émettre les sons et à parler ; voix nasonnée. Faiblesse et parésie des jambes. Sensibilité émoussée au niveau de la paroi abdominale, ce qui donne au malade l'impression de parois en bois ou en carton. Mictions normales. Pas de selles. *Le 4 mars.* — Ne peut plus se tenir debout ; les membres inférieurs, engourdis, paraissent au malade recouverts d'une couche de ouate. Sensibilité objective très diminuée jusqu'à la ceinture. Réflexes cutanés et tendineux diminués. Légère dysphagie. Sons mal timbrés. Pouls et respiration normaux Température normale. 4 milligr. de sulfate de strychnine en ingestion. *Le 5 mars.* — Les membres supérieurs s'engourdissent et perdent leur force. Parésie des muscles cervicaux et de ceux de la nuque. La déglutition est encore plus troublée. Parole à haute voix impossible, articulation des mots difficile, mouvements des lèvres et de la langue gênés. Se plaint de sensations désagréables gustatives. Respiration un peu gênée. R. : 20 ; P. : 100. Urines : ni sucre, ni albumine.

6 milligr. de strychnine.

Le 6 mars. — Aggravation. Impotence presque absolue des quatre membres. Réflexes diminués. Parésie de la face. Déglutition très difficile : les boissons repassent par les fosses nasales ou déterminent de la toux en tombant sur le larynx ou dans la trachée. Ne parle plus qu'à voix chuchotée. Langue parésiée. Un peu de dyspnée et râles trachéaux. Ne peut expectorer. Respiration superficielle : 32 ; pouls faible : 120. Menaces fréquentes de syncope. T. : 37°,8 le matin, 38°,2 le soir.

3 milligr. de strychnine en injection sous-cutanée.

7 mars. — Il semble qu'il fasse un peu mieux effort pour chasser les mucosités. T. : 38°, 4 le soir. L'amélioration s'accentue le lendemain, les mouvements de la face reviennent, la respiration et le pouls se ralentissent. La motilité et la sensibilité ne reviennent que le 12 mars. *17 mars.* — Il ne reste qu'un peu de faiblesse musculaire générale. Guérison complète dans la suite.

Chez ces malades, on cherche en vain un symptôme qui puisse rappeler l'origine et la nature rabiques de l'infection. Il s'agit d'une pure myélite ascendante. Mais cette paralysie peut s'accompagner d'un degré plus ou moins marqué d'agitation, auquel se joint un certain état de tristesse, parfois de la sputation. Ces symptômes apparaissent dans les deux exemples suivants : dans le premier, on ne trouve qu'une simple excitation, dans le second de véritables accès de fureur :

Observation 89. — CALABRESE (REMLINGER, *loc. cit.*, obs. 13).

Jeune napolitain, mordu au mollet. Traitement vingt jours plus tard. Le dixième jour du traitement fièvre, céphalée, grande excitation nerveuse. Faiblesse des membres inférieurs. Diminution de la sensibilité. Rétention d'urine. Au bout de trois jours amélioration. Guérison avant la fin de la cure.

La maladie a donc duré quatre ou cinq jours, pendant le traitement.

Observation 90. — BORDONI-UFFREDUZZI. De la guérison spontanée des formes de fausse rage chez les personnes soumises au traitement. *Ann. Inst. Pasteur*, 1895.

E. B.., quatorze ans, mordu le 16 novembre 1892 à la main par un chien enragé. Traitement sept jours après, du 24 novembre au 6 décembre. Le 7 décembre (treizième jour du traitement), vingt-deux jours après la morsure, douleurs à la nuque, précédées de céphalée et de tristesse ; hypoesthésie des membres inférieurs. Le 9, douleurs dans les jambes, parésie et paralysie complète, qui s'étend aux sphincters, aux bras, à la luette. Aphonie, pouls petit et faible, sputation. Accès furieux presque chaque demi-heure. La paralysie disparaît en trois ou quatre jours, les accès de fureur cessent. Peut marcher au mois de janvier, mais la guérison n'est complète qu'après quelques mois.

En résumé : Début vingt et un jours après la morsure, au treizième jour du traitement. Durée de la maladie huit ou neuf jours, mais convalescence de plusieurs mois.

Le tableau clinique pourra même se rapprocher davantage de la rage classique. On notera de l'insomnie au début et, en outre, des douleurs au niveau de la morsure :

Observation 91. — LAVERAN. Sur une forme atténuée observée pendant le cours du traitement par les inoculations préventives. *Bull. Soc. Méd. Hôp. Paris*, 24 avril 1891.

Un soldat est mordu au genou gauche le 12 janvier 1891 par un chien suspect de rage. Traitement le 22 janvier, dix jours après. Le 30 janvier (neuvième jour du traitement) malaise, faiblesse générale, anorexie, insomnie. Doit s'aliter. Le 1er février faiblesse des jambes, douleurs au niveau de la morsure et aux points d'inoculation. Dysphagie, T. : 38°,5, pas d'hydrophobie. Le lendemain, parésie des membres inférieurs. Le 4 février, on suspend le traitement (au seizième jour). Le 8, amélioration. Le 20 on reprend le traitement jusqu'au 24. Le 14 mars complètement guéri.

En résumé, début dix-neuf jours après la morsure, au neuvième jour du traitement. Durée : une dizaine de jours.

Dans le cas suivant, outre les douleurs aux points mordus, on note une fièvre élevée, un facies angoissé, des troubles de la sensibilité très accusés :

Observation 92. — DADDI. Sur les formes guérissables de la rage développée chez l'homme. *Rivista critica di clinica medica*, 1900, n° 26.

G. B... vingt-six ans, médecin, mordu à la région poplitée gauche, le 10 avril 1900, par un chien reconnu enragé.

Traitement le 25 avril, quinze jours après la morsure. Le 4 mai (douzième inoculation), malaise général, douleurs lombaires après s'être fatigué à ramer. Le 6 mai la fatigue augmente, il a de la fièvre. Le 8 faiblesse des membres inférieurs, telle, qu'il chancelle et doit s'asseoir. Il lui semble qu'un houseau trop étroit lui serre le pied et la jambe ; vives douleurs aux points mordus. Température axillaire 39°5. Inquiétude, insomnie. Le 9 mai, figure abattue. Paralysie des jambes, les douleurs persistent, avec maximum aux points mordus. Réflexes rotulien et plantaire abolis des deux côtés. Rétention d'urine et des matières. Agitation, sensation de constriction thoracique. Amélioration à partir du 11 mai, la défécation spontanée ne revient que le 20. Guérison presque complète à la fin de mai.

Et voici encore une observation qui montre jusqu'à quel degré de gravité peuvent aller ces divers accidents.

Observation 93. — Rondot, *Bull. Acad. Méd.*, 1897.
(séance du 22 juin).

Femme mordue à la main droite par un chien enragé Traitement trente-et-un jours après la morsure, pendant quinze jours. A la fin du traitement, paraplégie avec rachialgie et rétention d'urine, parésie des mains, sans troubles de sensibilité. Le troisième jour, la température baisse, la respiration se ralentit, le pouls s'accélère et faiblit. Le quatrième jour, escharres plantaires, symptômes cardio-pulmonaires graves : Pouls insensible, rythme fœtal, râle trachéal et respiration ronflante. Escharres fessières. Le quatorzième jour, crise dyspnéïque avec tendance syncopale. Le dix-neuvième jour, trente-quatre jours après le début du traitement, soixante-cinq jours après la morsure, tous ces symptômes disparaissent. Les mouvements reviennent lentement.

En résumé : Début quarante-six jours après la morsure, à la fin du traitement. Durée de la période aiguë : dix-neuf jours.

Enfin, chez d'autres malades, la rage se révèle, non plus par des paralysies, mais par les symptômes ordinaires de l'hydrophobie :

Observation 94. — LEBELL et VESESCO. Guérison d'un cas de rage chez l'homme. *Ann. Inst. Pasteur*, 1895.

P. C..., six ans, mordu par un chien reconnu enragé, à la face et au bras, en août 1894. Traitement du 26 août au 11 septembre. Le 9 septembre (quinzième jour du traitement) l'enfant est pâle et abattu. Le lendemain, tristesse, agitation, convulsions, T. : 39°4, pouls : 80. Le 11, hydrophobie, aérophobie, respiration irrégulière, à 42. Convulsions toniques et cloniques violentes ; pouls imperceptible, râle trachéal. On suspend le traitement. Le 12, pouls plus sensible, T. : 37°,5 les symptômes alarmants cessent. Le 20, reprise du traitement. Guérison.

Dans tous les cas que nous venons de citer, les symptômes ont commencé à s'amender au bout de quelques jours et, après une convalescence variant de quelques semaines à deux mois, la guérison définitive est survenue. Mais les phénomènes rabiques peuvent persister pendant des mois et des années, constituant cette variété décrite récemment par MM. J. Courmont et Lesieur : les rages chroniques.

Les rages chroniques

« C'est la rage qui guérit, qui s'est atténuée sous l'influence du traitement, mais qui laisse des lésions chroniques, des *séquelles,* elles mêmes incurables. Les accidents surviennent, le plus souvent. après la fin du traitement, au moment précis où l'invasion de la rage èst à redouter, alors que le traitement a eu son effet, au lieu de survenir aux premiers jours du traitement. C'est une rage chronique, c'est-à-dire curable avec séquelles médullaires (1). »

MM. J. Courmont et Lesieur citent deux cas répondant à cette variété clinique. Dans le premier, il s'agit d'une « myélite transverse » ; le malade est resté deux ans à l'hôpital et a conservé une lésion médullaire définitive. Dans le second, « le syndrome clinique a été celui d'une attaque apoplectique . »

Observation 95. — J. Courmont et Lesieur. Etude clinique sur la rage humaine, *Journ. de physiol. et de pathologie gén.,* 15 novembre 1906.

Myélite transverse rabique. — X..., mordu le 15 février 1904, au cou de pied droit, par un chien enragé. Traitement du 29 février au 17 mars, sans incident. Dix ou quinze jours après la fin du traitement, mal de reins violent ; le lendemain, jambe gauche lourde et traînante, puis rétention d'urine. Dans la suite, la jambe droite se prend ; on doit le sonder. Trois semaines après le début, paraplégie flasque complète, réflexes rotuliens abolis, troubles sphinctériens. Pas de fièvre. *Avril 1904* : Escharres trochantérienne et sacrée. Douleurs vives dans la jambe gauche. *Juillet :* Quelques mouvements dans la jambe droite ; quatre escharres. *Septembre :* Température à grandes oscillations, mauvais état général dû aux escharres. *Octobre* : A la suite de séances quotidiennes d'électrisation, la motilité revient

(1) J. Courmont et Lesieur. Etude clinique sur la rage humaine, *Journ. de phys. et de path. gén.,* 15 nov. 1906.

aux membres inférieurs qui présentent une atrophie marquée. Urines troubles, purulentes.

Février 1905. — Besoin de miction commence à se faire sentir. Mouvements spontanés dans la jambe gauche. Pieds en équinisme. *Novembre.* — Escharres cicatrisées. Contractures des deux jambes avec tremblements fibrillaires et pieds bots équins. *Mai 1906.* — Peut marcher. Incontinence nocturne d'urine. *Août 1906.* — Reprend son métier. Il subsiste une lésion médullaire définitive avec atrophie des deux membres inférieurs, tremblements fibrillaires, contractures intenses, pieds bots équins.

Observation 96. — J. Courmont et Lesieur, *loc. cit.*

Hémiplégie rabique (?). Mordu le 22 octobre 1905 au mollet droit par un chien enragé. Traitement du 21 octobre au 10 novembre. Le 22 novembre, douze jours après la fin du traitement, chute sur le côté gauche, sans perte de connaissance ; la vue se trouble. Le 30, hémiplégie gauche complète atteignant la face ; dysarthrie. Rien aux sphincters, hémianesthésie sensitive gauche. Amblyopie de l'œil gauche.

Février 1906. — Marche en fauchant. *Mars 1906.* — Marche bien. Motilité du bras gauche reparaît, la vision s'améliore. *Octobre 1906.* — La paralysie faciale disparaît. Hémianopsie bilatérale gauche. Bras gauche en contracture réductible ; force musculaire diminuée, réflexes tendineux exagérés ; atrophie du bras. Au membre inférieur gauche : exagération du réflexe rotulien ; trépidation épileptoïde, Babinski en extension.

CHAPITRE III

____

Étude Pathogénique

____

Pour montrer la rage telle qu'elle apparaît à
l'observateur, nous sommes restés jusqu'à présent
sur le terrain exclusivement clinique : nous avons
examiné des malades. Nous devons maintenant étudier la base pathogénique, sur laquelle reposent les
différentes variétés, que nous venons de passer en
revue.

Chacune de ces formes cliniques est soumise à
deux causes : le virus rabique d'une part, de l'autre
la localisation de ce virus sur un point du système
nerveux. De la première dépend le degré de gravité
de la maladie. La deuxième explique le grand poly-
marphisme des manifestations cliniques. L'une nous
amène à faire la pathogénie générale, basée sur
l'étude du virus ; l'autre, la physiologie pathogénique
des symptômes.

§ **V. Pathogénie générale.**

*Le Virus et le Terrain. Les rages atténuées ;
les paralysies dues aux toxines du traitement.*

Comme toutes les maladies infectieuses, la rage
exige pour se produire deux conditions : un parasite
virulent et un terrain en état de réceptivité.

Le Terrain.

La rage étant, avant tout, une affection du système
nerveux, tout ce qui est susceptible de diminuer la
force de résistance de ce dernier, favorise l'éclosion
de cette maladie. Un organisme intoxiqué par l'alcoolisme, fatigué par des excès ou du surmenage, porteur d'une tare héréditaire ou acquise, ne peut offrir
à l'hôte envahisseur qu'une cellule nerveuse à vitalité
amoindrie. Le rôle que joue dans cette réceptivité
l'état du système nerveux, est d'ailleurs prouvé par
ce fait que souvent la rage éclate à l'occasion d'un
phénomène psychique, d'une émotion, d'une fatigue.

Mais cette prédisposition individuelle ne se borne
pas à favoriser le développement du virus rabique.
Elle imprime en outre un cachet spécial à la maladie
une fois déclarée. C'est en effet chez des individus
nerveux ou alcooliques que l'on voit surtout se produire le délire furieux. Le petit Bern... (obs. 20), cet
enfant de huit ans, chez lequel nous avons constaté
un syndrome cérébral avec délire et hallucinations
terrifiantes, était un nerveux, fils de nerveux. Le

rabique de Legendre (obs. 22), qui nous a donné l'exemple d'un accès de delirium tremens, était un alcoolique invétéré qui, après sa morsure, avait essayé de noyer sa tristesse dans de nombreuses libations.

Le nervosisme et l'alcoolisme favorisent donc les désordres psychiques. Faut-il voir encore dans l'état antérieur du système nerveux une cause prédisposant aux formes bulbaire et paralytique ? D'après Gamaléia, ces deux variétés cliniques tiendraient à une réceptivité plus ou moins grande. « Ainsi les lapins, les plus sujets des animaux à la rage, ont presque exclusivement la forme paralytique », qui devient au contraire très rare chez le chien et surtout chez l'homme, qui sont beaucoup plus réfractaires. Certes, cette explication est préférable à celle donnée par Schaffer, d'après laquelle le siège de la morsure commanderait la forme clinique : Une morsure à la face ou aux membres supérieurs provoquerait les grands symptômes bulbaires, tandis qu'à une morsure aux membres inférieurs succéderaient des phénomènes paralytiques. Or, cette règle n'a rien de fixe. Mais la théorie de Gamaléia, pas plus que celle de Schaffer, ne semble pas devoir être posé en règle absolue. La rage paralytique, d'après Gamaléia, se voit chez les individus dont le système nerveux offre peu de résistance, la forme où dominent les phénomènes bulbaires et cérébraux, se rencontre principalement sur les terrains réfractaires. Or, comment concilier cette explication avec ce fait que, dans la plupart des cas de rage à forme paralytique, on assiste à une succession de phénomènes paralytiques, bulbaires et cérébraux ?

L'état du terrain acquiert une importance plus grande quand il s'agit d'expliquer le résultat du traitement. Le bacille d'Eberth tombant sur un organisme surmené donnera une fièvre typhoïde à forme grave contre laquelle la thérapeutique se brisera parfois, impuissante. Il en est de même de la rage. Le système nerveux de l'individu traité à besoin de toute sa force pour s'accoutumer peu à peu à la rage que lui donne le virus fixe et repousser ensuite celle qui le guette sous le virus des rues. Or, que de malades, déjà surmenés antérieurement, continuent à se fatiguer pendant le traitement ! Si l'enfant cessait de fréquenter l'école, si l'adulte abandonnait tout excès, si, en un mot, laissant le système nerveux complètement au repos, on lui épargnait toute fatigue, peut-être les insuccès de la méthode préventive diminueraient-ils !

Le virus rabique.

Nature du virus rabique. — On n'est pas encore fixé sur la nature exacte du virus rabique.

Pasteur et ses collaborateurs avaient vu dans la substance nerveuse des corpuscules arrondis réfringents, et Gibier, Fol, Dowsdevel, des petites granulations. Bruschettini a obtenu des cultures de bacilles courts sur gélose additionnée de lécithine.

Plus récemment Négri (1903) a signalé dans les cellules nerveuses et surtout dans celles de la corne d'Ammon, la présence d'un microorganisme qu'il considère comme un protozoaire. Ce dernier conserve sa forme, sa vitalité, sa structure et ses aptitudes colorantes, malgré la putréfaction et l'immersion prolongée dans la glycérine.

Ces corps de Négri, que Volpino considère comme des éléments complexes contenant le vrai parasite, sont sinon constants, du moins très fréquents dans la rage du chien. C'est ce qu'établissent les recherches de Luzzani, d'Eugenio la Pegna. M. Remlinger pense que l'agent pathogène n'est pas un protozoaire, mais un microorganisme « de dimensions extrêmement minimes, ultra-microscopiques très probablement ». L'auteur base cette hypothèse sur l'action très lente de la centrifugation sur le virus, le liquide superficiel pouvant être encore virulent après trois quarts d'heure de centrifugation, et sur le passage de ce virus à travers les bougies Berkefeld V. Toutefois MM. J. Courmont et Nicolas, dans une série d'expériences inédites, n'ont pas obtenu cette filtration du virus.

Si l'on ne connaît pas sa nature intime, on sait du moins qu'il n'existe qu'un virus et que sa virulence est variable.

Unicité du virus rabique. — Le même virus, comme l'a montré Roux (1889) produit les différentes variétés de rage. M. le professeur Pierret (Thèse de Belous) insiste d'ailleurs sur ce fait qu'un même microbe peut, suivant sa localisation, donner lieu à des symptômes différents. C'est ainsi que le bacille qui produit la maladie du jeune âge du chien, peut donner des phénomènes choréiques quand il agit sur certaines fibres du cordon moteur; des phénomènes de paralysie infantile quand il porte sur les cornes antérieures; et enfin des symptômes de rage quand il se localise dans le bulbe. Et ce qui prouve bien que le même virus produit toutes les variétés cliniques de la rage, c'est que ces dernières peuvent se trouver plus ou moins associées chez un même individu.

La virulence du virus rabique. — Ce virus, unique, n'atteint pas toujours le même degré de virulence. Les expériences mémorables de Pasteur ont montré que l'on pouvait exalter cette virulence. Un lapin inoculé avec les centres nerveux d'un chien enragé, ne prend la rage qu'au bout de quinze jours. Mais au centième passage de lapin à lapin, cette période d'incubation tombe, de quinze jours, à six ou sept jours. De même, après sept ou huit passages successifs du virus des rues par le renard, Nocard a obtenu un virus fixe qui tue le lapin en six jours. Le même fait s'observe chez le chat : cet animal meurt en dix jours avec le virus des rues; son bulbe transporté en série finit par donner un virus très actif qui tue le chat, le chien et le lapin en cinq jours. Les herbivores peuvent également fournir un virus renforcé ; avec le bulbe d'un mouton mort en vingt jours, Calabrese a pu tuer un lapin en huit jours. (1). Enfin, Di Mattei (1898) a montré que le virus du loup était excessivement virulent; Nicolle et Chaltiel (1904) ont fait remarquer que le virus était renforcé par son passage au raton. Et, d'après Hogyes (1900), la virulence du virus des rues est plus forte en Hongrie

(1) MARIE : « La Rage » *Encyclopédie Léauté*, 1900.

qu'en France, la mort survenant au troisième jour
dans la majorité des cas hongrois, au quatrième dans
celle des cas français.

Le virus rabique ne possède donc pas toujours la
même virulence, et, si dans certains cas, cette dernière peut s'exalter à un très haut degré, dans d'autres, elle peut devenir très minime. Elle peut même
s'atténuer au point de permettre la guérison spontanée du sujet mordu. MM. Arloing et Lesieur ont noté
un cas de guérison chez la chèvre, MM. Rëmlinger et
Mustapha-Effendi (1904), ont signalé le même fait
chez le chien.

Or, si un virus hypervirulent inoculé à l'homme,
donne une rage grave, mortelle, un virus atténué
ne pourra donner, dans les mêmes conditions, qu'une
rage atténuée, guérissable. L'organisme humain se
défend contre le virus rabique, comme il se défend
contre les autres germes. Et un système nerveux
absolument sain, aura d'autant plus de facilité à
enrayer le mal, que le virus contre lequel il lutte
sera plus atténué. C'est de ces rages atténuées, guérissables spontanément, que parlait Gamaléia quand
il disait en 1887 : « La possibilité de la guérison résulte
« de notre conception qui nous montre la rage chez
« l'homme moins grave que chez le chien, pour lequel
« cependant il existe des cas incontestables de gué-
« rison. Cette possibilité une fois admise, la conduite
« du médecin acquiert une grande importance. Il doit
« cesser d'aider le virus par la morphine, il doit au
« contraire aider le système nerveux dans sa lutte
« contre le virus envahissant ». Et Gamaléia rappelle

que Reder a cité cinq cas de guérison spontanée.

MM. J. Courmont et Lesieur, dans leur récente étude sur les formes cliniques, admettent aussi l'existence de ces rages atténuées, qui prouvent que l'hydrophie peut guérir sans aucun traitement. Mais ce qui est plus difficile à définir exactement, ce sont les rages atténuées par le traitement pasteurien, si l'on admet avec M. Remlinger, que la toxine de ce même traitement peut provoquer des accidents paralytiques, curables. Dans notre description clinique, nous n'avons pas conservé la distinction que l'on a faite entre ces paralysies curables et les rages atténuées. Cette distinction, en effet, très simple au point de vue théorique, devient difficile à établir, quand il s'agit d'appliquer la théorie aux faits cliniques. Nous allons essayer de le démontrer.

RAGES ATTÉNUÉES PAR LE TRAITEMENT PASTEURIEN ? PARALYSIES DUES A LA TOXINE DU TRAITEMENT ? — Parmi les observations que nous avons décrites sous le nom de *formes atténuées*, plusieurs ont été considérées comme des rages vraies dues au virus de l'animal mordeur, mais atténuées et guéries par le traitement pasteurien. Celui-ci, impuissant à enrayer complètement l'effet de l'agent infectieux, laissait évoluer une une rage fruste qui se terminait le plus souvent par la guérison.

C'est là, l'explication que donne Laveran (obs. 91) de son malade qui avait présenté de la douleur et de l'hyperesthésie autour de la morsure. C'est celle que soutient Daddi (obs. 92) dans son étude sur les« for-

mes guérissables de la rage développée chez
l'homme » à propos de ce médecin qui, lui aussi, avait
ressenti des douleurs au siége de la morsure. C'est
encore l'avis de Brouardel au sujet des cas de
Geffrier (obs. 82) et de Rondot (obs. 93), celui de
Chantemesse (obs. 74, 75, 76), de J. Roux (obs. 79),
de Bordoni-Uffreduzzi (obs. 90), de Zaccaria, de
Chmjelevosky et Skschivan. Et lorsque Rendu, en
1897, disait à propos de son malade (obs. 87) « qu'on
n'échappe guère à cette impression que des toxines
virulentes ont été introduites par des émulsions de
moelle émulsionnées », Brouardel et Roux lui repro-
chaient de faire un diagnostic d'impression et s'élevaient contre une telle théorie (1). Brouardel, admettant même la possibilité d'une toxine, non démontrée à cette époque, disait à propos du malade de
Rendu : « Si l'on admet que la toxine antirabique des
moelles a causé ces accidents, la continuation du
traitement devait le tuer. » Or ce malade avait guéri.
Et, rappelant les cas de Laveran, de Geffrier, de
Rondot, Brouardel ajoutait : « Ce sont là des succès
de la méthode et non des échecs. »

Mais, vers 1902, Babes, Remlinger, Galtier étu-
dient la toxine rabique. C'est alors que M. Remlinger
décrit, en 1905, les « accidents paralytiques au cours
du traitement antirabique », accidents qu'il attribue
à l'action paralysante de la toxine des émulsions de
moelle. Et cet auteur cite comme exemples, à côté de
cas personnels, ceux que les auteurs précédents

(1) Académie de médecine, séances du 15 et 22 juin 1897.

avaient considérés comme des rages vraies, atténuées
par le traitement.

Tels sont les faits.

Restant dans le cadre clinique que nous nous
sommes imposé, nous nous demanderons tout
d'abord, s'il existe une différence clinique entre ces
accidents paralytiques, attribués par M. Remlinger à
la toxine du traitement, et des rages atténuées.

Sous ce terme d' « accidents paralytiques », M. Remlinger ne décrit pas seulement de simples paralysies.
Il cite des cas, accompagnés de *douleurs au niveau de
la morsure*, (grosse objection à sa théorie) de céphalée,
de tristesse, d'inquiétude, d'insomnie, de sputation,
d'accès furieux, de forte fièvre, de troubles bulbaires
« dyspnée, tachycardie, dysphagie, etc. ». Or, dans
cette difficulté de la déglutition, dans ces troubles cardiaques et respiratoires, dans tous ces phénomènes
que nous venons de citer, ne retrouvons-nous pas les
symptômes de la rage ? Et ces symptômes peuvent
sans doute devenir plus caractéristiques encore, puisque M. Remlinger ajoute, à ces troubles bulbaires, le
mot « *etc.* », nous permettant de nous demander, si
cet *etc* ne signifie pas : spasmes, hydrophobie..... En
outre « cette sensation de faiblesse, cette démarche
hésitante, chancelante » que M. Remlinger donne
comme mode de début de ces accidents, sont aussi
des symptômes fréquents au début de certaines rages
paralytiques, et on les rencontre notamment dans le
syndrome cérébelleux. — Enfin cette marche envahissante de la paralysie, qui débute par les membres
inférieurs, envahit le tronc, les centres sphinctériens,

les membres supérieurs, la face et le bulbe, c'est là le
tableau de cette variété de rage paralytique, dont
nous avons déjà parlé, la rage à syndrome de Landry.
Et si les accidents dont il est question, ont rarement
débuté par des douleurs au niveau de la morsure, on
ne doit pas s'en étonner, les nombreuses observations que nous rapportons, nous ayant montré l'inconstance de ce symptôme dans la rage paralytique
mortelle.

L'examen clinique permet donc d'établir un premier point de ressemblance entre ces accidents
paralytiques et des rages atténuées. Ces deux ordres
de faits différent-ils par la durée de l'incubation ?
« Celle-ci, dit M. Remlinger, est trop courte pour
une rage déterminée par la morsure », et cet auteur
cite des observations où les phénomènes ont éclaté
dix-sept jours (Calabrese), seize jours (Zaccaria),
douze jours (Blasi), dix ou douze jours (Chaillou)
après la morsure.

Pour que cette objection reste sans réplique, il
faudrait que l'incubation de la rage fût soumise à une
constante. Or, cette période, dans la rage, « présente, comme durée, une variabilité tout à fait exceptionnelle (Ménétrier, *loc. cit.*). » En moyenne de
quarante jours, elle peut être beaucoup plus courte.
Parmi les cas de rage mortelle que nous avons cités,
nous trouvons des incubations de vingt-neuf jours
(obs. 56), de vingt-huit jours (obs. 63), de vingt-sept
jours (obs. 20, 39), de dix-huit jours (obs. 59), et il
s'agit là de morsures de chiens, portant sur les membres supérieurs ou inférieurs. Ménétrier fait en outre

remarquer que les incubations de quatorze jours ne sont pas rares ; il en cite une de douze jours (Tardieu) et une de sept jours (Bouley). D'ailleurs M. Remlinger ne cite, comme argument, que quatre cas, où l'incubation a été de douze, seize, dix-sept jours. Mais si l'on interroge les autres observations rapportées par le même auteur, ont voit cette incubation atteindre dix-neuf jours (Remlinger, Laveran), vingt jours (Ivo Novi), vingt-deux jours (Bordoni-Uffreduzzi), vingt-sept jours (Sabarthez), vingt-neuf jours (Ivo-Novi, Brault), trente jours (Calabrese), cinquante-trois jours (Ivo-Novi. Comment peut-on, étant donnée la variabilité de l'incubation de la rage, se baser sur quelques observations, où cette période s'est montrée très courte, pour conclure que le virus de l'animal mordeur n'est pas en cause ?

Ce dernier point semble d'autant plus difficile à démontrer que, abstraction faite des rares cas où ces paralysies ont débuté douze et cinquante-trois jours après la morsure, dans presque tous les autres, cités par M. Remlinger, elles ont apparu entre le dix-neuvième et le trentième jour, après l'accident. Il en est de même des cas de MM. J. Courmont et Lesieur, vingt et un jours (obs. 88), de Roux, vingt-trois jours (obs. 79), de Gros, vingt-neuf jours (obs. 85). Il semble donc que ces accidents paralytiques ne peuvent survenir qu'après un certain laps de temps relativement fixe, qu'il est permis de considérer comme l'incubation de ces paralysies. Quelques exemples vont le prouver :

Ainsi le malade de Brault (obs. 84) et celui de Gros

(obs. 85) sont soumis au traitement le premier, vingt-
trois jours, le second vingt-quatre jours après la
morsure ; les paralysies se montrent au cinquième
jour des inoculations. Celui de Sabarthez est traité
sept jours après la morsure, les paralysies apparaissent, trois jours après la fin du traitement. Or dans
ces trois cas, la paraplégie débute vingt-huit (Brault),
vingt-neuf (Gros), vingt-sept jours (Sabarthez) après
l'accident. — De même, le malade de Calabrese
(obs. 89) est traité vingt jours après avoir été mordu,
les paralysies surviennent au dixième jour des inoculations. Celui d'Ivo Novi, traité au bout de douze
jours, devient paralysé au dix-huitième jour de la
cure. Chez tous deux les accidents éclatent trente
jours après la morsure. — Dans le cas de Daddi
(obs. 92), traitement quinze jours après l'accident,
paralysies au dixième jour ; dans celui de Bordoni-
Uffreduzzi (obs. 90), traitement sept jours après,
paralysies au dix-huitième jour. Dans ces deux cas,
début des paralysies vingt-cinq jours après la morsure. — Chez trois autres mordus, le traitement est
commencé dix jours (Laveran, obs. 91), sept jours
(Remlinger, obs. 86), trois jours (Kraiouchkine,
obs. 80) après l'accident. Les paralysies débutent au
neuvième jour du traitement chez le premier, au
douzième chez le second, et, chez le troisième, au
seizième jour. Dans ces trois cas, une même période
de dix-neuf jours, sépare le début de ces accidents
du jour de la morsure.

Ces quelques exemples montrent que ces paralysies ne surviennent qu'après une période d'incuba-

tion, et cette incubation semble leur être indispensable : Elles ne sont précoces, en effet, par rapport au début du traitement, que dans les cas où ce traitement est commencé tardivement après la morsure. Quand le malade est soumis, peu de temps après l'accident, aux inoculations préventives, les paralysies n'apparaissent qu'à la fin ou après la fin de la cure. Le seul facteur qui semble régir le début de ces paralysies, c'est donc la période qui sépare le moment de leur apparition de l'époque de la morsure. Leur incubation, leur caractère clinique permettent donc de considérer ces accidents paralytiques comme des rages atténuées. Nous devons nous demander maintenant quelle est leur cause.

Comme le fait remarquer M. Remlinger, il ne peut être question du virus fixe introduit par les émulsions de moelle. La guérison survenant, dans plusieurs de ces cas, malgré la continuation du traitement, c'est-à-dire l'inoculation de moelles de plus en plus virulentes suffit à le prouver. Deux causes restent donc en présence : la toxine du traitement, la morsure.

Certes, il est un argument qui suffirait, à lui seul, à démontrer que le traitement est bien la cause unique de pareils accidents : c'est celui que M. Remlinger appelle « l'argument péremptoire. » « L'animal mordeur, dit cet auteur, extrêmement peu suspect dans certaines observations (Sabarthez, Brault, obs. 78, 84), n'était pas enragé dans d'autres, puisqu'il a été retrouvé vivant ultérieurement (Chaillou, Babes). » Mais, est-ce bien là un argument décisif ? Le fait qu'un chien est retrouvé vivant ultérieurement prouve-t-il que l'animal n'était pas enragé ? M. Remlinger n'a-t-il pas écrit en 1904 (1) qu'un chien pouvait inoculer une rage mortelle et échapper lui-même à la maladie, et que la survie de l'animal mordeur n'était plus un criterium absolu ? Or, rien n'empêche d'appliquer ces paroles à ce cas unique, sur lequel s'appuie M. Remlinger pour établir que l'animal n'était pas enragé. En outre, ajoute M. Remlinger, dans les cas de Chaillou et de Babes, « le cerveau du chien inoculé au lapin n'a pas été capable de reproduire la rage. » Mais, que penser, par exemple, de cette observation rapportée par Sano (obs. 11). où, de trois lapins inoculés avec le bulbe de la même malade, l'un meurt de rage après une incubation de quinze jours, l'autre ne meurt qu'au bout de deux mois et demi, et le troisième *reste normal* ? Or, dans ces cas de Chaillou et de Babes, a-t-on inoculé plusieurs lapins ? A-t-on pratiqué les inoculations en série qui, seules, comme le dit M. Sicard (1906), permettent des conclusions fermes ? M. Remlinger ne le dit pas, Dès lors on a le droit de penser avec Daddi (1900), à propos de ce même cas de Babes : « Le résultat négatif de l'inoculation à un seul lapin ne prouve pas suffisamment que les matières inoculées n'appartenaient pas à un animal enragé. » Et nous ajouterons, avec l'auteur italien, au sujet de ces quelques observations, dans lesquelles M. Remlinger met en doute la rage de l'animal mor-

(1) REMLINGER et MUSTAPHA-EFFENDI : Deux cas de guérison de la rage expérimentale chez le chien, *Ann. Inst. Pasteur*, 1904.

deur : « Dans aucun de ces cas, on n'a donné la preuve sûre que le chien n'était pas enragé. »

A l'étiologie invoquée par M. Remlinger. cette conclusion nous permet donc d'opposer un autre facteur causal : Le virus de l'animal mordeur.

Nous ne prétendons pas, par les lignes précédentes, réfuter d'une manière absolue. la théorie de M. Remlinger, n'apportant ici aucune recherche expérimentale sur la toxine des émulsions de moelle. Nous avons voulu simplement montrer, par l'étude des faits cliniques, que les accidents paralytiques, cités par cet auteur, sont en somme des rages, qui peuvent très bien être dues, comme on l'avait tout d'abord supposé, au virus de l'animal mordeur. La notion de la morsure, faite par un animal que rien n'empêche de considérer comme enragé, les symptômes par lesquels il se traduisent, la période d'incubation qui les précède, permettent de les considérer comme tels. En faveur de cette hypothèse, plaide aussi la rareté de ces accidents : M. Remlinger cite une quarantaine de cas, sur des milliers d'individus traités, et cependant cet auteur s'est adressé à plusieurs Instituts antirabiques. Si ces accidents étaient dus à la toxine des émulsions de moelle, ne devraient-ils pas être plus fréquents ? En outre, dans ces conditions, le fait de continuer les inoculations préventives, devrait tuer le malade, comme le fait remarquer Brouardel. Or les cas cités se sont terminés par la guérison. Si l'individu traité, guérit parfois, malgré la cessation du traitement, ne peut-on pas admettre que la quantité de virus fixe inoculé, a modifié suffisamment l'organisme pour empêcher l'éclosion d'une rage mortelle? Enfin, il semble difficile d'attribuer à la toxine du traitement de semblables accidents, alors que « des chiens ont pu recevoir pendant des mois des injections quotidiennes de virus fixe, sans souffrir aucunement; et un expérimentateur a pu se faire, sans en ressentir le moindre mal, deux cent neuf inoculations en six mois, dont dix-neuf avec la moelle d'un jour (Pasteur) ». (Ménétrier, *loc. cit.*).

Ces différents arguments, permettent d'établir sur des faits l'idée que ces accidents sont des rages vraies, atténuées spontanément ou par le traitement.

Dans ces conditions, le caractère parfois grave de ces paralysies s'explique, par ce fait qu'il s'agit là de rages virulentes, dont l'évolution aurait pu être fatale. Mais si, malgré toutes les raisons précédentes, on persiste à ne voir dans ces phénomènes paralytiques, que des « myélites et des polynévrites du traitement » (1), il est permis de se demander alors, si ces accidents, sont aussi bénins qu'on le dit. Peut-on en effet traiter d'accidents sans importance, des paralysies qui envahissent non seulement les membres supérieurs, mais encore les muscles du tronc, des bras, de la face, ceux de Reissessen, qui vont jusqu'à supprimer chez le malade la possibilité d'expectorer, qui frappent en un mot toute la musculature du corps, ainsi que les centres sphinctériens? Peut-on considérer comme sans importance, des accidents qui atteignent le bulbe, donnant lieu à des troubles respiratoires et cardiaques, à une fièvre élevée et qui

(1) J. Courmont et Lesieur (1906), *loc. cit.*

finissent par devenir tellement graves que « l'on se demande si ces manifestations bulbaires ne vont pas amener un dénouement fatal » (Remlinger)? Peut-on enfin n'attacher aucune importance à une maladie qui dure dix jours (Laveran), quinze jours (Kraiouchkine, Daddi), vingt jours (Brault), trente-quatre jours (Sabarthez), trente-huit jours (Remlinger), et qui exige pour que la guérison soit définitive, plusieurs jours de convalescence, parfois un mois et demi (Brault) et même plusieurs mois (Bordoni-Uffreduzzi)?

Pour accorder à ces accidents paralytiques un caractère de bénignité, on se base sur leur curabilité habituelle. Mais s'ils guérissent, ce n'est qu'après avoir mis le malade en danger de mort, puisque « l'on se demande si ces manifestations bulbaires ne vont pas amener un dénouement fatal ». En admettant que le traitement pasteurien puisse produire, par sa toxine, de semblables accidents, on en arriverait donc à déduire que les inoculations préventives ne sont pas d'une innocuité absolue. N'est-ce pas reprendre, sous une autre forme, la fameuse critique de Peter ? Jadis en effet, on accusait le traitement pasteurien de produire la rage paralytique ; aujourd'hui on incrimine sa toxine de provoquer des « myélites et des polynévrites. » Comment concilier ces faits, avec les paroles que prononçait Brouardel, à propos de ce cas attribué par Rendu à la toxine antirabique. « Il ne faudrait qu'une observation de ce genre, pour empêcher quelqu'un de profiter d'une des plus belles conquêtes de la science française(1) » ?

(1) Séance de l'Académie de Médecine, 22 juin 1897.

§ II. Pathogénie des Symptômes.

Un fait général domine la symptômatologie de la rage : l'hyperexcitabilité du système nerveux, se traduisant par une hyperesthésie généralisée et une réflectivité excessive, celle-ci conséquence de celle-là. La moindre excitation périphérique cause une impression douloureuse et provoque une décharge motrice disproportionnée.

Cette susceptibilité extrême de la réflectivité, acquiert surtout de l'importance au niveau de la sphère bulbo-protubérantielle, d'où partent les réflexes de la vie végétative et de la vie de relation. L'atteinte des noyaux moteurs du glosso-pharyngien et du pneumogastrique se traduit par les différents spasmes pharyngo-laryngés et respiratoires. Que le virus touche aux centres respiratoire et cardiaque, et la respiration, privée de son régulateur, devient irrégulière, le cœur, n'ayant plus de frein, s'accélère. Joly dans sa thèse, insiste sur ce fait que les modifications du rythme du cœur et de la respiration du rabique, sont dues, sinon à des lésions, tout au moins à une intoxication des centres bulbaires. Et de même s'expliquent la dysphagie, l'hyperthermie, les troubles vaso-moteurs, la sudation, l'albuminurie et la glycosurie, le ptyalisme, et, par l'excitation du noyau masticateur, ces mouvements de mâchonnent et de diduction, qui donnent au rabique l'aspect de quelqu'un qui veut mordre. L'excitation, se propageant à tout le système encéphalo-médullaire, donne lieu à ces convulsions généralisées qui caractérisent les grands accès rabiques.

L'explication des phénomènes psychiques a soulevé diverses théories. Pour Luys et Ritti, les altérations des ganglions sensitifs et sensoriels feraient naître les hallucinations et, irritant les centres moteurs produiraient l'agitation et la fureur. MM. Paviot et Lesieur (1902), pensent qu'il est plus rationnel d'admettre que, si le rabique a des hallucinations, du délire et de la fureur, il le doit à ses lésions corticales plus qu'à ses lésions ganglionnaires.

Les mêmes divergences se retrouvent quand il s'agit d'expliquer la paralysie. Pour Van Gehuchten et Nélis (1900) « ce sont les lésions graves des ganglions qui amènent la paralysie rabique, que l'on doit considérer comme une véritable paralysie réflexe... L'animal rabique n'est paralysé que parce qu'il est insensible. » On a reproché à cette théorie de reposer sur une lésion, dont l'inconstance a été démontrée par MM. Cuillé et Vallée (1900). En outre l'hypothèse de Nélis suppose que l'anesthésie est constante et qu'elle apparaît avant la paralysie. Or Guinard (1900), a toujours trouvé de l'exagération de la sensibilité chez les chiens atteints de rage mue et dans deux cas humains de rage paralytique, cités par Babes (1900), la sensibilité « soigneusement examinée sur les parties paralysées, a été intacte. » En outre, chez le lapin, l'anesthésie ne précède pas l'impotence fonctionnelle (Babes).

MM. Paviot et Lesieur, font remarquer que cette théorie des auteurs belges est née surtout « de cette

conception que la rage serait avant tout une gan-
glionite cérébro-spinale et sympathique ; elle oublie
que c'est aussi une encéphalo-myélite générale. »
Dès lors, si la paraplégie survient, il est « plus simple de penser que c'est par suite des lésions des centres moteurs. »

· Pour Thézé (1903), les lésions graves et constantes
du cervelet dans la rage paralytique expérimentale,
doivent jouer un rôle dans la pathogénie de la paralysie rabique.

Rappelons encore, avec Rieaux, que l'insomnie et
la céphalalgie, les alternatives d'excitation et de
dépression ne sont que le mode habituel de réaction
du système nerveux, et nous comprendrons que les
lésions rabiques ne se localisent pas seulement au
bulbe (Babes), aux ganglions (Van Gehuchten et
Nélis), mais qu'elles sont en réalité généralisées à
tout le système nerveux (Pierret et Mathis, Paviot et
Lesieur (1).

C'est cette dissémination des lésions à tout le système nerveux qui explique ces associations de syndromes cliniques que l'on constate chez le malade
atteint de rage, et c'est leur prédominance en tel ou
tel point qui détermine les différents types cliniques
décrits précédemment. Ainsi s'explique le grand
polymorphisme clinique de la rage humaine : « Que
l'on ajoute, dit Wallet, le cachet que le tempérament, le caractère et l'éducation, peuvent imprimer
à ces diverses manifestations, et l'on aura une idée
des aspects multiples que la rage peut revêtir .»

(1) Nicolas Balthazard, *loc. cit.*

DEUXIÈME PARTIE

DIAGNOSTIC DE LA RAGE HUMAINE

Nous venons de voir sous quelle richesse d'aspects la rage pouvait se présenter en clinique. Nous devons maintenant rechercher les affections que peuvent plus ou moins simuler ces différents types cliniques et étudier les moyens dont nous disposons pour les en différencier.

Si, dans certains cas, les symptômes classiques imposent facilement le diagnostic, dans d'autres, au contraire, le doute peut se glisser dans l'esprit du clinicien. Tout récemment encore MM. J. Courmont et Lesieur (1906) écrivaient à ce sujet : « Nous sommes convaincus que la rage passe très souvent inaperçue et que les cliniciens la méconnaissent fréquemment. La rage non hydrophobique n'est presque jamais diagnostiquée, surtout à la campagne, si la morsure suspecte n'est pas indiquée par la famille ». Ces paroles suffisent à nous montrer l'importance du diagnostic de la rage humaine et les difficultés qu'il peut soulever.

Nous étudierons successivement le diagnostic symptômatique, le diagnostic différentiel, et nous terminerons par un résumé rapide de diagnostic histologique.

CHAPITRE PREMIER

Diagnostic symptomatique

Il repose sur les commémoratifs, les symptômes présentés par le malade et le résultat des inoculations.

Commémoratifs. — La plupart du temps c'est le malade lui-même ou son entourage qui attire l'attention sur la morsure. Mais, souvent, la notion de l'accident sera difficile à établir et il appartient au clinicien de savoir la dépister.

Dans les cas à *longue incubation*, le malade finit par oublier qu'il a été mordu. Il ne songera pas à invoquer une morsure bénigne, cicatrisée depuis des mois. Dans l'esprit populaire, c'est au bout de quarante jours que l'on devient enragé; passé cette période, on est à l'abri. Or, on a rapporté des cas de rage survenus après une incubation beaucoup plus longue. Parmi les observations que nous avons citées, nous voyons cette période atteindre cinquante, cinquante-quatre, soixante jours (obs. 3, 20, 28, 29, 38), soixante-dix-huit jours (obs. 40), quatre-vingt-un jours (obs. 25), sept mois (obs. 2). Dans un cas de Jagot (1886), elle atteint même neuf mois, et Rees et Rowlands (1902) en rapportent un autre où elle a été de vingt mois.

Ces longues incubations ne paraissent influencées ni par le mode de contamination, ni par le siège de la morsure. Elles peuvent se voir après un simple lèchement; la malade de MM. Leclerc et Sarvonnat (obs. 6), léchée à la main, ne devient enragée qu'après trois mois et demi, et la rage n'éclate qu'au bout de sept mois, chez la rabique de Kasparek et Teuner (obs. 2), mordue au poignet. On peut même les observer dans les cas où la face a servi de porte d'entrée au virus. La rabique de MM. Barjeon et Lesieur (obs. 25) est mordue à la joue quatre-vingt-un jours avant que les accidents se déclarent; les malades de Feltz et Archambaud (obs. 9), de de Beurmann (obs. 5) avaient été léchés sur la bouche six mois et seize mois et demi auparavant.

En outre, beaucoup de gens croient que, seule, la morsure est dangereuse. Or, il n'est pas nécessaire d'être mordu pour contracter la rage. Les cas de MM. Paviot et Nicolas (obs. 33), de MM. Leclerc et Sarvonnat (obs. 6), sont des exemples de rages survenues après de simples lèchements sur des excoriations. De même, par un coup de griffes imprégnées de bave virulente, un animal enragé peut transmettre sa maladie :

Observation 97. — REMLINGER. Transmission de la rage par coup de griffes, *C. R. Soc. Biol.*, mai 1906.

Enfant, cinq ans, griffé au nez par un chien enragé. Traitement dix-sept jours après; vingt-trois jours après la première inoculation, la rage furieuse se déclare. Mort le lendemain.

98. — Homme, vingt-neuf ans, griffé à la paupière par un chien enragé. Le malade est sûr de ne pas avoir été mordu. Traitement dix jours après l'accident; vingt-deux jours après le début des inoculations, la rage éclate. Mort le lendemain.

99. — H. H..., vétérinaire, griffé à la lèvre par un chien reconnu enragé. Traitement vingt-neuf jours après l'accident. Au huitième jour, premiers symptômes de rage. Mort cinq jours après.

La muqueuse pituitaire saine (Remlinger, 1904) peut aussi absorber le virus rabique; de même, la conjonctive (Galtier et Conte, 1904) et la peau fraîchement rasée (Remlinger, 1905).

Il faut encore se souvenir qu'un grand nombre d'animaux sont capables de transmettre la rage; le chien surtout (93 p. 100), puis le chat (6 p. 100), les bovidés (0,4), les équidés (0,2), les loups (0,1). D'après Nicole et Chaltiel (1904), il en serait de même du raton (Mangouste ichneumon), du rat gris ou blanc, et M. Remlinger a signalé un cas de rage consécutif à une morsure de souris :

Observation 100. — REMLINGER, *C. R. Soc. Biol.*, 1905, p. 71.

M. A..., dix-neuf ans, présente tout à coup de l'hydrophobie le 8 mai 1905. Le septième jour, paralysie des membres inférieurs, à marche ascendante rapide. Mort au neuvième jour.

Six mois avant, elle avait été mordue par une souris. Ni mordue, ni léchée par un chien ou un chat enragé ou suspect :

L'absence de tout symptôme d'hydrophobie chez le

chien au moment de la morsure, le fait que l'animal est retrouvé vivant et bien portant, quelques jours après avoir mordu, sont, pour l'individu contaminé, la preuve absolue que l'animal n'était pas enragé. Bercé par une confiance tranquille, il ne songera pas à mentionner un tel accident. Et cependant ces raisons ne suffisent pas à faire écarter l'idée de la rage : La salive du chien est parfois contagieuse quatre jours avant l'apparition de toute modification dans les allures de l'animal (Roux et Nocard, Rabieaux). Pampoukis rapporte le cas d'un individu mort de rage, alors que le chien n'avait présenté les symptômes de l'hydrophobie, que huit jours après la morsure. M. Remlinger cite celui d'un chien devenu enragé, quoique mordu treize jours avant que le chien mordeur ne prit la rage. Et ce même auteur a montré que le chien pouvait inoculer une rage mortelle et échapper lui-même à la maladie (1904).

Telles sont les difficultés que l'on sera parfois obligé de surmonter, pour arriver à établir la notion exacte des commémoratifs. Dans quelques cas très rares, il pourra même devenir impossible de trouver la porte d'entrée du virus. Les deux observations de Bamberger (obs. 60 et 66) en sont un exemple ; il en est de même de la suivante :

Observation 101. — Schnell et Jacques,
Marseille médical, 1885.

S..., seize ans, sensation de chaleur et faiblesse du bras droit le 1ᵉʳ novembre ; quatre jours après, brusquement, hydrophobie. Le 5 novembre, sputation, parésie du bras droit. Il dit qu'il n'a jamais été mordu, qu'il n'aime pas les animaux et qu'il n'en a pas touché depuis longtemps. Il présente cependant une excoriation du pouce droit ; il raconte qu'il s'est blessé il y a trois mois. Pas de changement de caractère. Le 6 novembre, hallucinations furieuses, délire hypocondriaque. Mort.

La certitude que l'individu a été mordu par un animal reconnu enragé, impose le diagnostic ; mais lorsque la rage de l'animal mordeur n'a pas été confirmée, la morsure n'est plus qu'une prohabilité et, seul, l'examen du malade acquiert de la valeur.

Valeur pathognomonique des symptômes de la rage. — Un état de tristesse et d'inquiétude inaccoutumé, un changement de caractère survenant quelque temps après une morsure ou un lèchement, et surtout des troubles nerveux, douleurs, fourmillements, au niveau de la région contaminée, sont une forte présomption en faveur d'une rage en incubation. Les phénomènes généraux du début, céphalées, fièvre, état saburral, phénomènes gastriques, douleurs lombaires, faiblesse musculaire, n'ont une valeur diagnostique, qu'autant qu'ils sont précédés de la notion de la morsure, qu'ils surviennent un certain temps après elle et s'accompagnent de quelques troubles respiratoires. Ils peuvent du reste manquer totalement.

Lorsque la maladie est arrivée à la période d'état, ce ne sont pas les symptômes les plus bruyants qui imposeront le diagnostic. Le délire violent de paroles et d'actions, les grands accès d'agitation, n'ont rien de pathognomoniques, pris isolement. C'est dans l'intervalle de ces accès, que l'on peut surtout étudier les symptômes caractéristiques du rabique : son facies inquiet et angoissé, son regard sombre et craintif, ses mouvements désordonnés et continuels, sa grande incoordination motrice, ses trémulations musculaires généralisées, ses spasmes pharyngolaryngés et, surtout, ce rythme spécial que prend, par intermittence, la respiration, avec cette expiration lente suspirieuse, suivie de sanglots rapides et saccadés. L'hydrophobie, en tant que dégoût des liquides, existe, comme nous le verrons, dans plusieurs autres maladies. Mais ce qui est caractéristique chez l'enragé, c'est son spasme, quand il essaye de boire : le tremblement avec lequel il approche le verre des lèvres, la constriction brusque des muscles du pharynx et du cou, et cet air étonné, triste, malheureux, accompagné d'un profond soupir, avec lequel il éloigne le verre.

Lorsque s'ajoutent à ces symptômes, une hyperesthésie généralisée, se traduisant par l'aérophobie, la photophobie la phonophobie, l'hyperacousie, une fièvre graduellement ascendante, du ptyalisme, le tableau de la rage est à peu près complet.

Dans les urines on trouvera parfois de l'albumine, plus souvent du glucose (Nicolas et Rabiaux, Arloing et Pélissier). Mais cette glycosurie demande a être recherchée non seulement à la liqueur de Fehling, mais aussi à la phénylhydrazine (obs. 25).

Le sang présente toujours une polynucléose, comme l'ont montré MM. J. Courmont et Lesieur,

« mais, dans certains cas à marche lente, cette polynucléose peut n'être que terminale et ne pas débuter
en même temps que les symptômes cliniques. »
D'autre part, elle peut se voir aussi dans la méningite tuberculeuse. En examinant le sang de six
enfants atteints de cette affection (service de M. le
professeur Weill), M. le Dr Thévenet, qui a bien
voulu nous communiquer ses résultats inédits, a
trouvé une polynucléose constante (84, 86, 86, 88, 92,
95 p. 100.) Cette petite malade qui avait présenté une
méningite tuberculeuse à forme délirante, et dont
M. Pérignat rapporte l'histoire dans sa thèse, offrait
également une polynucléose nette, 88 p. 100.

Inoculations. — Les expériences de Rabiaux et Guinard, de Roux et Nocard, ont montré que la *salive* du
chien était virulente ; mais la question de virulence
de la salive humaine est encore contestée.

Le *liquide céphalo-rachidien* recueilli pendant la
vie, a pu reproduire la rage dans quelques cas
(obs. 65) ; mais, comme l'a montré M. Lesieur, la
virulence de ce liquide est très inconstante. La cytologie en est normale.

L'*urine* n'est pas virulente chez l'homme (obs. 25, 38.)
Il en est de même chez les animaux enragés morts
par virus fixe (Cl. Fermi, 1906).

La même absence de virulence s'observe pour le
sang (Magendie, Renault, Galtier) Cependant, chez
les rongeurs, A. Marie a eu, deux fois, des résultats
positifs.

Ces différentes inoculations, ne sont donc pas un

élément important de diagnostic. C'est sur la notion des commémoratifs, sur les douleurs au niveau de la morsure, les spasmes, la température, le facies et l'état psychique du malade, la polynucléose du sang, ainsi que sur le groupement et la succession de ces divers symptômes que l'on se basera pour poser le diagnostic.

Examinons maintenant les différentes affections qui peuvent au moins rappeler la symptomatologie de la rage.

CHAPITRE II

Diagnostic différentiel.

Certaines affections simulent la rage, soit par un seul symptôme : l'hydrophobie, qu'elles peuvent présenter incidemment au milieu de leur évolution, soit par plusieurs phénomènes cliniques.

L'hydrophobie est un symptôme commun à de nombreuses maladies. Howard a insisté sur ce fait (1903). Elle peut se voir dans certains cas d'inflammation pharyngo-œsophagienne, s'accompagnant de dysphagie douloureuse. Elle peut apparaître encore, sous forme d'une certaine difficulté de la déglutition, chez les malades dont le nerf phrénique est excité au cours d'une *pleurésie diaphragmatique* ou d'une *péricardite*. Il n'y a vraiment pas, dans tous ces cas, matière à confusion avec la rage.

Le *paludisme* peut aussi se révéler sous une forme hydrophobique. C'est-ce qui a fait décrire à Alibert une variété pernicieuse hydrophobique. Nicolettis en rapporte un exemple très net :

Observation 102. — Nicolettis. — Un cas d'accès pernicieux paludéen sous la forme d'hydrophobie. *Grèce médicale*, 1901.

Pendant la classe, un enfant est pris tout à coup d'un accès de surexcitation : face rouge, yeux injectés, regard furieux. On parvient avec peine à le retenir. Sialorrhée. Essaye de mordre. Hydrophobie, et spasme pharyngé. Quand on veut le faire boire. Une aspersion d'eau provoque une manifestation furieuse avec convulsions cloniques généralisées. Trismus. T. : 40°. Grosse rate. N'avait jamais été mordu. L'accès cède à des injections sous-cutanées de quinine. Guérison en trois jours.

L'absence de commémoratifs, des accès de paludisme antérieurs, la splénomégalie, le début brusque avec forte température d'emblée, sont autant de signes qui font écarter la rage.

Freyer a cité un cas, où une rage vraie évolua sous la forme d'un accès pernicieux. Mais il manque à ce cas, comme le fait remarquer M. Lannois, le contrôle de l'expérimentation :

Observation 103. — Freyer (Lannois. — Formes cliniques de la rage humaine, *Lyon méd.*, 1888).

Un officier entre à l'hôpital avec de la fièvre ; il transpire beaucoup et paraît être à la période des sueurs de l'attaque malarienne. On note toutefois, comme symptôme particulier, que le malade quitte brusquement la position couchée et se plaint d'une sensation de barre thoracique. Le lendemain, il écrit à son médecin. « Je pourrais bien être enragé, car je ne puis toucher l'eau. J'ai été mordu par un chien enragé à la main droite, il y a deux ans et demi. Mon bras droit me fait mal depuis quelques jours sans raison. » En réalité il avait été mordu dix-huit mois auparavant. Il était bien enragé et mourut le lendemain.

Beaucoup plus important est le diagnostic avec l'hystérie, le *delirium tremens*, la manie aiguë, la myélite ascendante ; chez l'enfant, avec la méningite à forme délirante et la diphtérie ; et enfin avec quelques autres affections, tel que le tétanos, les tumeurs cérébrales.

Hystérie rabiforme. Hydrophobies imaginaires et Hydrophobies réflexes.

La « grande simulatrice, toujours féconde, des maladies des centres nerveux » peut se révéler sous le syndrome rabique. Et parfois elle arrive à le simuler tellement bien que, n'étaient les antécédents hystériques de l'individu, on croirait à une rage virulente. Dans ces cas, comme le dit M. le professeur Grasset, l'hystérie a une localisation.

A côté de ces hystéries rabiformes, où plusieurs symptômes s'unissent pour rappeler la rage, il existe toute une catégorie d'hydrophobies imaginaires, qui se voient chez des individus à tempérament nerveux. Fortement impressionnés par leur morsure, ils craignent de devenir enragés, et cette *lyssophobie* se traduit chez chez eux, par le symptôme le plus connu de tous : la peur de l'eau.

Le « grand symptôme » peut encore se montrer, en dehors de toute morsure, à la suite d'une émotion, constituant alors l'hydrophobie réflexe.

Un point commun réunit ces trois catégories de faits : le tempérament nerveux des individus chez lesquels éclatent de semblables accidents. Et sans doute, comme le fait remarquer Ménétrier, l'hystérie « aurait pu à bon droit être incriminée dans bon nombre des cas d'hydrophobies imaginaires, et aussi d'hydrophobies réflexes, si on l'eut cherchée avec le soin qu'on met aujourd'hui à la dépister. »

Il n'y a pas lieu d'insister sur le diagnostic des hydrophobies réflexes. Mais celui des hydrophobies imaginaires très simple dans certains cas, peut devenir dans d'autres plus difficile, et ces difficultés augmentent, quand il s'agit de véritables hystéries rabiformes.

A. HYDROPHOBIES RÉFLEXES. — La peur de l'eau peut se voir « à la suite d'émotions, d'excitations vives, de l'impression brusque du froid portant sur la peau ou sur le tube digestif, immersion dans l'eau froide, ingestion d'un verre d'eau glacée » (Ménétrier). La grossesse peut lui donner naissance. Mazzars de Cazelles, cite le cas d'une femme hystérique, ayant eu onze grossesses et qui, pendant les quatre premiers mois de la gestation, eut une telle peur de tous les liquides, qu'il ne lui arriva pas de boire. Elle ne pouvait même pas supporter qu'on but devant elle.

Malpighi raconte que sa mère devint hydrophobe à la suite d'une morsure que lui fit sa fille pendant une attaque d'épilepsie.

B. HYDROPHOBIES IMAGINAIRES. — Généralement ces cas se ressemblent tous : Un individu impressionnable est mordu ou léché par un animal quelconque. Il se croit enragé et immédiatement l'hydrophobie apparaît. Que l'on retrouve l'animal, ou que l'on persuade au suggestionné qu'il n'est pas enragé et les accidents disparaissent.

Quand on a la certitude que l'animal mordeur n'est pas enragé, le diagnostic s'impose :

Observation 104. — Barbantini (Brouardel, *Dict. Dechambre*, art. « Rage », p. 216).

Un jeune homme est mordu par son chien qui ne présente aucun symptôme de rage. Il croit l'animal enragé, devient triste; cinq jours après, hydrophobie, il est furieux. Le neuvième jour, on lui ramène son chien. Guérison.

Observation 105.— Deni-Dumont (Bouley. *Acad. Méd.* 27 juin 1882).

Un jeune homme lit un livre qui traite de la rage. Quelques jours après, il est mordu par uue chatte familière. Il devient agité, crie qu'il étouffe ; hydrophobie. Tout à coup, un miaulement se fait entendre et, à la vue de sa chatte, il rayonne de joie.

Mais quand l'hydrophobie survient chez des individus qui, à la rigueur, ont pu être contaminés par le virus rabique, le diagnostic pourrait être hésitant, si l'apparition brusque et précoce de l'hydrophobie ne venait lever tous les doutes :

Observation 106. — Trousseau (Bouley, *Acad. Méd.* 27 juin 1882).

Un magistrat possédait un chien qui avait l'habitude de lui sauter après et de le lécher aux mains. Ce chien meurt de la rage. Son maître présente des symptômes d'hydrophobie. Il ne guérit que lorsque la conviction fut entrée dans son esprit qu'il n'était pas enragé, n'étant pas mort dans le délai où il aurait dû succomber s'il eût été atteint de la rage.

Observation 107. — RAYMOND. *Soc. méd. Hôp. Paris*
24 avril 1890.

Un vétérinaire nerveux et alcoolique est mordu au doigt par un chien enragé. Bientôt après, crises d'hydrophobie. Pour le rassurer, on substitue au chien enragé, un chien bien portant semblable au premier, et on le place près de lui. Tous les accidents cessent immédiatement.

Observation 108. — *Dict. Dechambre*, art. « Rage. »

Un interne de Trousseau examinait un larynx à l'amphithéâtre. On lui dit que cet organe appartenait à un enragé Le soir, à table, il ne peut regarder la carafe; éprouve une sorte de strangurie et ne peut rien avaler. Pendant plus d'un mois, il ne peut regarder un corps poli.

A cette « peur de l'eau » se joint parfois une excitation extrême, allant jusqu'à la furie, comme dans l'observation suivante, que nous trouvons relatée dans un journal *du Nord :*

Observation 109. — MANOUVRIEZ. Rage imaginaire guérie par suggestion religieuse, *Echo méd. du Nord*, 1900.

X...., vingt ans, mordu par un chien paraissant enragé. Quatre mois après, il prévient ses parents qu'on se méfiât de lui, et il est pris d'un délire furieux pendant trois heures. Les yeux hagards convulsés, la bouche écumante, il crache sans cesse, cherchant à mordre. On l'attache. Il refuse de boire pendant la crise. Le surlendemain, nouvel accès pendant douze heures. Les habitants sont terrorisés. Le gardechampêtre se tient en permanence devant la maison pour écarter les curieux et prêter main-forte au besoin. La rue est interdite aux voitures. L'affolement est grand dans la population. Un assistant de marque brule le mouchoir dont il s'est protégé la bouche dans la chambre de l'enragé. Le curé part en Belgique, assister au pélérinage de Saint-Hubert. C'est alors que la municipalité en réfère à l'autorité supérieure.

Le cinquième jour, nous le trouvons pieds et poings liés dans son lit. Nous lui demandons s'il est guéri et depuis quand : « Depuis que le vicaire est venu » dit-il d'une voix comme inspirée. Il raconte que le vicaire lui a mis la médaille de Saint-Hubert et il s'est senti guéri. Il avait lu de nombreux livres traitant de la rage, après sa morsure qui l'avait vivement impressionnée.

Quand de pareils accidents éclatent, après une période d'incubation, chez des individus qui connaissent parfaitement les symptômes de la rage, le diagnostic peut devenir plus hésitant encore :

OBSERVATION 110. — DELORE, *Dict. Dechambre.*

Un étudiant en médecine, porteur d'une plaie à la lèvre, embrasse un médecin qui succombait à la rage. Trente-neuf jours après, il devient triste, annonce qu'il est enragé. Pendant trois jours, son état est inquiétant. Puis il s'aperçoit de son erreur et guérit.

Ce malade pouvait avoir été infecté à la rigueur et, peut-être aussi, imitait-il, par suggestion, les symptômes qu'il avait observés si récemment.

C. HYSTÉRIES RABIFORMES. — Lorsque les phénomènes rabiformes surviennent chez des hystériques porteurs de stigmates très nets, la notion précise de manifestations antérieures imputables à l'hystérie, la constance d'un même symptôme, principalement l'envie de mordre, constituent une forte présomption en faveur de la névrose :

Observation III. — Inédite, due à l'obligeance de notre ami le D' L. JAUBERT. — Hystérie rabiforme deux mois après une morsure. Mysticisme et tendance à l'érotisme.

T. M..., vingt-sept ans, domestique. Antécédents hystériques multiples. Elle a présenté notamment une paraplégie flasque avec anesthésie, ayant duré deux ans et radicalement guérie à la suite d'un voyage à Lourdes, en avril 1906.

En juillet 1906, elle est mordue par un chien dont on n'a pu retrouver la trace. La malade affirme qu'après la morsure, la plaie était couverte d'écume. (On trouve actuellement une petite cicatrice à la face dorsale du carpe). Par précaution, traitement à l'Institut antirabique de Lyon. Au huitième jour, elle disparaît et revient avec une rétention d'urine. On reprend le traitement.

Pendant tout le traitement, elle est très agitée, et, dans la suite, elle aurait éprouvé un état de surexcitation nerveuse très marqué. Elle était alors domestique dans une famille et, comme son état ne s'améliorait pas, elle fut dirigée sur l'hôpital le plus voisin. Là, dès son entrée et, dit-elle, après un sommeil profond, elle fut prise de délire avec envies irrésistibles de mordre. On fit le diagnostic de rage et on l'envoya à l'hôpital de Saint-Etienne.

A l'entrée : Excitation très marquée. Cris, délire bruyant, idée de persécution vis-à-vis de son entourage ; tentatives répétées de morsure ; mais elle évite toujours de réussir. Elle mord les objets mobiliers, literie, barreaux de chaise, rampe d'escalier. On l'entrave, mais dans la nuit elle parvient à se libérer, à tromper très habilement la surveillance de son entourage et à s'échapper de l'hôpital dont la porte était cependant fermée. Ramenée le soir dans le même état,

elle dit avoir « une envie irrésistible de mordre » ; elle a
mordu « un chien, l'écorce des arbres, l'herbe, la terre...
pour mordre ». Entravée de nouveau, elle arrive encore à
se libérer dans la nuit. Elle raille alors ses surveillantes,
« qui n'ont pas su l'attacher et n'auraient pu empêcher une
nouvelle escapade ».

A aucun moment elle n'a présenté d'hydrophobie, ni de
troubles respiratoires, ni d'excitabilité anormale des organes
des sens et pour nous, qui connaissions bien ses antécédents
hystériques, le diagnostic était aisé.

Les jours suivants, diminution du délire et disparition pro-
gressive des envies de mordre. La malade dit avoir été guérie
de ses impulsions par une neuvaine. En même temps, air
attendri, coquetterie exagérée, conversation facile avec un
employé de la maison, en un mot tendance à l'érotisme.
L'amélioration de l'état mental progresse. Les jours suivants,
la malade sort. Elle a été, depuis, perdue de vue.

Lorsque plusieurs symptômes se trouvent réunis
et se montrent après une période d'incubation, il
devient parfois difficile d'affirmer s'il s'agit d'une
rage vraie ou d'une simple hystérie rabiforme :

Observation 112. — BRUCH. Observation de rage
imaginaire. *Lyon médic.* 1882.

X..., quarante ans, mordu à la jambe par un chien suspect. Il reste préoccupé ; quarante jours plus tard, voyant la
blessure se rouvrir, il est pris d'une terreur folle et demande
à être conduit à l'hôpital « pour ne pas mordre ses enfants. »
A son arrivée à l'hôpital, on l'enferme dans un cabanon de
fous. Le lendemain sa figure est angoissée ; très agité ; par
moments il frappe la tête contre les murs. Sensation de constriction pharyngée ; soif vive, hydrophobie. Il crachote
continuellement, et reste parfois une demi minute accablé,
regardant fixement devant lui et disant d'une voix entre-

coupée « enragé, mon Dieu ! » On le met alors dans une chambre, on le rassure ; le lendemain, après une nuit de sommeil, il est parfaitement calme.

Si, chez ce malade, les symptômes aigus n'avaient pas débuté brusquement après une nuit passée dans « une affreuse prison », s'ils n'avaient pas disparu subitement en vingt-quatre heures, on aurait pu penser à une rage atténuée.

Cette hypothèse peut surtout être émise, quand les accidents rabiformes éclatent chez un individu qui, mordu par un chien sûrement enragé, a suivi le traitement pasteurien :

Observation 113. — GRASSET. Hystérie rabiforme chez un homme, après morsure par un chien enragé et le traitement Pasteur. *Semaine Médicale*, 1891.

G..., quarante-trois ans, mordu le 28 mars à la main gauche. La nuit suivante, agitation, excitation génésique inaccoutumée. Il s'inquiète de son état qu'il ne sait à quoi attribuer, car il ne pense déjà plus à sa morsure. Mais apprenant, le 2 avril, que le chien a été reconnu enragé par un vétérinaire, il devient anxieux, abattu. Traitement, du 5 au 21 avril, à la suite duquel il est plus calme.

Le 2 mai, trente-six jours après la morsure, onze jours après la fin du traitement, l'anxiété, l'agitation, l'excitation génésique reviennent.

Le 13, éclate une crise : yeux fixes et hagards, visage grimaçant, écume, contractures ; respiration bruyante, émet des cris qui rappellent l'aboiement. Satyriasis effréné. Coït qui dure deux heures, sans éjaculation et au cours duquel G. mord sa femme. Hyperacousie, hydrophobie, anxiété précordiale, déglutition impossible. Gêne respiratoire. Il guérit.

Le 14 juin nouvelle crise. On le traite par la suggestion à l'état de veille ; le calme revient.

Comme le remarque M. le professeur Grasset, il y a eu, chez ce malade, morsure par un chien enragé ; puis, une période d'incubation caractérisée par des craintes, que le malade ne s'explique pas au début, et que motive, dans la suite, l'idée fixe du danger, auquel il se sent soumis. Enfin, après une période d'invasion (anxiété, agitation, satyriasis), la maladie évolue avec ses symptômes caractéristiques (troubles respiratoires, grands accès, hyperesthésie sensorielle).

C'est en présence de semblables observations, que l'on peut se demander si certaines hystéries rabiformes ne seraient pas plutôt des rages atténuées. « Ce peut être un cas de rage atténuée par le traitement Pasteur ; je ne dis pas que ce soit impossible », ajoute M. le professeur Grasset, à propos de son malade. Il s'agissait bien d'un hystérique, présentant « de l'hypoesthésie à droite, réflexe pharyngien aboli, rétrécissement du champ visuel à droite, des zones hystérogènes, un état mental spécial. » Mais rien ne prouve que ce malade n'était pas en même temps hystériqne et enragé et M. le professeur Grasset avouait qu'il lui était « impossible de réfuter d'une manière catégorique cette interprétation. »

On pourrait ainsi, comme le fait J. Roux, établir toute une série, dans ces cas de rages guérissables : ceux où la rage est méconnaissable (obs. 82), ceux où les symptômes sont seulement ébauchés (obs. 91), ceux enfin où existent la plupart des phénomènes cliniques habituels de l'hydrophobie (obs. 113).

Mais ce n'est pas seulement la rage atténuée qui peut être confondue avec l'hystérie. Une rage mortelle évoluant chez un hystérique, emprunte le masque de la névrose, qui imprime son stigmate spécial aussi bien au mode de début qu'à l'évolution de la maladie :

Observation 114. — CALABRESE (cité par J. Roux. Accidents nerveux chez les personnes mordues par un chien enragé et soumises aux inoculations pasteuriennes, *Prov. médic.*, 18 juin 1898).

Une jeune fille de dix-huit ans, à antécédents névropathiques, est mordue à la lèvre par un chien dont la rage n'a pu être vérifiée. Au quarante-cinquième jour, *après avoir lu la relation d'un cas de rage*, elle accuse des douleurs à la nuque, des malaises et une faiblesse croissante. Le 31 janvier, elle ne pouvait plus se tenir debout; voix nasonnée, dyspnée, dysphagie. Le 2 février, paraplégie flasque complète des membres inférieurs, *zones d'hypoesthésie, rétrécissement du champ visuel.* L'intelligence est parfaite, mais la malade se plaint de ne pouvoir ni parler, ni écouter; immobile. A la vue d'un verre d'eau, elle est prise de spasmes inspiratoires violents; elle parvient cependant à boire et à manger.

Le diagnostic fut : *hystérie.* La paralysie eut une évolution ascendante. Mort le 8 février. Malgré cela, le diagnostic d'hystérie ne fut abandonné que *lorsque les inoculations faites avec la moelle et le sciatique eurent donné la rage à des lapins.*

Si nous résumons ces différents exemples, nous voyons que, dans certains cas, il est facile de décéler la névrose sous ces phénomènes rabiformes. On se basera, pour établir ce diagnostic, sur les antécédents de l'individu, la rage plus ou moins douteuse de l'animal mordeur, le début brusque des phénomènes aigus, l'excitation exagérée en dehors des accès, l'intermittence de l'hydrophobie, sur le *besoin irrésistible de mordre* qui pousse quelquefois l'hystérique à recommander à son entourage de ne pas l'approcher, sur l'empressement du malade d'annoncer qu'il est enragé et que l'on doit se méfier de lui, sur l'absence de fièvre et de troubles respiratoires.

Mais ces exemples nous montrent aussi, qu'en présence de symptômes rabiformes éclatant chez un hystérique, après morsure par un animal inconnu, il ne faut pas se hâter d'incriminer la névrose, et se rappeler que, sous ce cortège clinique, peuvent se dissimuler, en même temps, l'hystérie et le virus rabique.

Les plus compétents peuvent commettre une erreur de diagnostic. Le cas suivant en est un exemple : « Le jour même de la mort de ce malade, le Dr Roux crut pouvoir affirmer qu'il s'agissait non pas de rage vraie, mais d'hystérie rabiforme », et cela en raison de « l'obscurité de l'étiologie, de la durée prolongée de l'incubation, du peu de netteté ou plutôt de l'inconstance de certains symptômes » (Florand).

Observation 115. — FLORAND. Sur un cas de rage survenue après treize mois d'incubation. *Gaz. des Hôp.*, 1899.

C. G.., cinquante-trois ans. Brusquement, sans prodromes, il est pris d'hydrophobie en voulant boire. Deux jours après il vient à l'hôpital de son plein gré. Il paraît très inquiet,

mais il parle avec beaucoup de calme. Hyperesthésie douloureuse des sens. Il raconte, quand on l'interroge à ce sujet,
qu'il a été mordu il y a douze ou quatorze mois par un chien
non enragé, et il n'attache aucune importance à cette morsure.
Insomnie pendant la nuit qui suit son entrée à l'hôpital ; il
se promène. Le lendemain, agitation, hydrophobie. Le jour
suivant, il est plus calme, mais découragé, il se croit perdu ;
spasmes pharyngés, rejette sa salive. Le soir il accepte de
jouer aux dames avec les infirmiers ; mais vers 10 heures,
il est pris d'un violent accès de fureur : il bondit de sa chaise,
se précipite sur le lavabo, arrache les tuyaux et les mord.
Il brise les carreaux et cherche à se jeter par la fenêtre. Puis
il se cyanose, tombe dans le coma et meurt en quelques
heures.

Les animaux inoculés avec le bulbe et la protubérance,
meurent de rage au bout de trois semaines.

Intoxications.

Un système nerveux intoxiqué par l'alcool ou certaines autres essences, peut réagir comme celui qui
est atteint par le virus rabique.

Alcoolisme. — L'alcoolique, en proie à un accès
de *delirium tremens*, a des hallucinations visuelles
terrifiantes, il brise tout ce qu'il trouve, cherche à
frapper son entourage et se débat en poussant des
hurlements. Pendant ses accès de délire furieux, le
rabique agit de même ; mais chez lui, l'excitation fait
généralement suite à des spasmes de plus en plus
intenses, tandis que le delirium de l'alcoolique succède
à des excès de boisson. En outre, chez ce dernier, le
délire occupe toute la scène, les spasmes ne surviennent qu'à titre accessoire ; ce sont au contraire

les spasmes qui dominent chez le rabique, le délire est généralement intermittent.

Mais le delirium tremens peut s'accompagner de fièvre, d'une respiration anxieuse, d'un certain degré de dysphagie avec crachotement, qui augmentent encore la similitude avec la rage. Il peut survenir en outre après un ou deux excès, avant que se soient manifestés les signes de l'intoxication alcoolique, tels que le tremblement.

Le diagnostic devient surtout difficile quand il s'agit de dépister la rage chez un alcoolique invétéré. Comme nous l'avons déjà dit, l'éthylisme favorise l'éclosion de l'hydrophobie et c'est surtout chez l'alcoolique que l'on voit se développer ces rages à forme cérébrale, caractérisées par du délire et des hallucinations. Que les symptômes bulbaires soient peu marqués, qu'une certaine obscurité plane sur les commémoratifs, et l'on pensera à un nouvel accès de delirium tremens.

Aussi, quand on note, dans les antécédents d'un alcoolique qui présente des accès de delirium, une histoire plus ou moins précise de morsure, il faut toujours penser que, sous ces manifestations violentes et désordonnées, peut exister une cellule nerveuse doublement intoxiquée par l'alcool et le virus rabique.

Observation 116. — Bericht uber die Thätigkeit der Schutzimpfungsanstalt gegen Wuth in Wien (1896-1900). *Das osterreichische Sanitätswesen*, 1901, Nr. 35 u. 36.

En 1899 mourait un homme de trente-neuf ans qui, mordu le 20 juillet, était entré à l'hôpital le 9 août où on l'avait considéré comme atteint de delirium tremens. Il mourait le 13 août. Les symptômes de la maladie était tellement caractéristiques, que le diagnostic ne faisait aucun doute. Cependant, comme il avait été mordu par un chien enragé, on inocula son bulbe. L'inoculation produisit la rage. L'autopsie du malade donna tous les signes de l'alcoolisme chronique.

EMPOISONNEMENTS. — *La belladone*, à dose toxique, peut provoquer des accidents qui simulent assez nettement la rage : visage vultueux, yeux brillants, mydriase, délire bruyant, vertiges, hallucinations, tremblements, spasmes cloniques des muscles de la face et des membres.

Trolliet cite le cas d'un enfant qui, ayant mangé des fruits de *datura stramonium*, présenta de l'hydrophobie, avec envie de mordre, sputation, mydriase, pouls fréquent, hysperesthésie et délire.

L'essence de *tanaisie* détermine, d'après Peyraud, des phénomènes semblables à ceux de la rage : convulsions, hallucinations, perte de connaissance, spasmes laryngés, pharyngés et respiratoires, salivation, cris, paralysie momentanée.

Dans tous ces cas, les commémoratifs entraînent le diagnostic.

Vésanies

Le rabique envisagé au point de vue psychologique, passe par trois périodes comme l'a montré Rieaux : Au début, envahi par l'hypocondrie, le facies triste, le regard « sombre et farouche », le malade inquiet, recherche la solitude : c'est un mélancolique. Puis vient l'excitation : le rabique devient un maniaque.

Comme lui il est « sujet aux craintes vagues et aux angoisses », comme lui il présente des alternatives d'excitation et de dépression. Enfin à un degré de plus, le délire peut se montrer : l'enragé devient un malade atteint de délire aigu. Mélancolie, manie, délire aigu, tels sont les trois maladies mentales que peut rappeler la rage par son côté psychique, aux différentes périodes de son évolution.

L'insomnie, la céphalalgie et cet état particulier d'éréthisme nerveux, que l'on rencontre chez l'aliéné comme chez le rabique, augmentent encore la ressemblance clinique entre la rage et les vésanies. C'est ce qui motive la définition de M. le professeur Pierret : « la rage est une folie infectieuse. » Cette ressemblance s'explique du reste : dans les deux cas, c'est le système nerveux qui est atteint, or « on ne peut pas admettre que le système nerveux ait plusieurs manières de réagir, ses réactions sont toujours identiques à elles-mêmes. » (Rieaux).

Généralement les autres symptômes rabiques qui accompagnent les phénomènes psychiques, les voilent même le plus souvent, imposent le diagnostic. Mais ce dernier peut devenir hésitant, dans les cas où la rage se traduit uniquement par le syndrome cérébral. La malade de l'observation 26, fut considérée, pendant plusieurs jours, comme atteinte de folie mélancolique. Et il devient difficile parfois de dépister la rage sous un accès de délire aigu, quand les commémoratifs manquent.

Rieaux fait remarquer que « la teinte bronzée de la peau, l'amaigrissement rapide, la diarrhée, les sueurs profuses » font plutôt penser à un délire vésanique, tandis que « l'aspect de la langue, la température, les rémissions » sont caractéristiques du délire infectieux. En outre, il est rare que chez le rabique, un examen minutieux, ne permette pas de saisir une ébauche de spasme ou un léger trouble dans le rythme respiratoire. Et cependant des erreurs de diagnostic ont pu être commises :

Observation 117. — LANNOIS. Formes cliniques de la rage humaine, *Lyon méd.*, 1888.

C..., vingt-cinq ans est pris de délire furieux. Deux médecins concluent à un délire aigu. Il meurt le lendemain. Pour lever les obscurités de ce cas, on pratique des inoculations avec le bulbe sur des lapins qui meurent de rage en quinze jours.

On put ensuite reconstituer l'histoire de ce malade. Il avait donné des soins à un chien atteint de rage mue ; en introduisant sa main dans la gueule de l'animal, cet homme qui devait avoir une écorchure à la main droite, se contamina en ce point. Les douleurs se déclarèrent dans le bras droit, quand les accidents éclatèrent sous l'influence d'un coup qu'il reçut dans le flanc.

De son côté l'aliénation mentale peut parfois simuler la rage quand elle s'accompagne d'hydrophobie, et donner lieu au *délire aigu hydrophobique* décrit par Mesnet, Brière de Boismont, Thulier. Mais comme le font remarquer Ferréol et Mesnet, l'aliéné refuse les boissons bien plus qu'il n'en a horreur ; il pourrait avaler. Le rabique au contraire s'ingénie à boire ; il n'y a pas chez l'aliéné de spasme rabique proprement dit.

Myélite ascendante.

Le syndrome de Landry peut apparaître dans la rage comme dans toutes les maladies infectieuses, et, c'est surtout dans cette variété de rage paralytique que l'on devra scruter les commémoratifs, le malade ne songeant pas à établir un rapport entre sa morsure et une paralysie.

La lympho-polynucléose rachidienne, comme l'a montré M. Sicard (1906) permettra d'affirmer le type central myélitique de la paralysie ascendante, le type périphérique ne provoquant que très peu ou même pas de réaction méningée lymphocytaire. Ce sera une présomption en faveur de la nature rabique du syndrome de Landry, la paralysie ascendante, atténuée ou mortelle, provoquée par la rage, étant de nature myélitique.

Mais parfois, si la notion de la morsure et quelques phénomènes rabiques ne viennent pas affirmer le diagnostic, ce ne sera qu'après la mort que les inoculations et particulièrement les inoculations en série (Sicard) viendront lever tous les doutes. Dans certains cas, il est même impossible de trouver la porte d'entrée de l'infection : Centani, Ricochon ont rapporté des exemples de ce genre.

Méningite tuberculeuse à forme délirante.

Cette forme de méningite infantile, peut rappeler la rage à type cérébral. M. Pérignat, qui a décrit cette variété de méningite dans sa thèse, inspirée par M. le professeur Weill, donne comme exemple l'observation suivante :

Observation Pérignat. — Méningite tuberculeuse
à forme délirante, thèse Lyon, 1905, obs. I.

M..., huit ans et demi, céphalée depuis un mois; mais depuis un an, elle est plus nerveuse, pleure sans cause. Du 12 au 26 mai, vomissements et malaises. Le 22 mai, brusquement, crise qui dure quatre heures; grimaces, mouvements des membres, pouce fléchi dans la main, morsure de la langue. N'urine pas pendant la crise, pas de coma après. Le lendemain, incontinence d'urine. Délire, hallucinations; si on la touche, elle se raidit; hyperesthésie, trépidation plantaire, albuminurie. Le 25, forte fièvre. Agitation par accès, séparés par des périodes de calme. Elle brise avec ses dents une boite en bois, avale sans douleur. Hallucinations terrifiantes. Ne répond que par cris inarticulés. Pas d'hyperesthésie sensorielle. Le 26, polynucléose du sang = 88 p. 100. Somnolence. Tremblements convulsifs. Meurt avec 42° de fièvre.

Comparant ce cas à celui de cet enfant, que nous donnons comme exemple de rage à forme cérébrale (obs. 20), M. Pérignat fait remarquer que l'on retrouve chez ces deux malades plusieurs symptômes semblables « vomissements, constipation, délire violent, hyperesthésie extrême, hallucinations de la vue, envie de mordre et, chez tous deux aussi, absence d'hydrophobie. »

Ces deux malades ont en outre un autre point de similitude : une polynucléose du sang très nette : 88 p. 100. Le diagnostic, dans ces cas pourra donc présenter de grandes difficultés, surtout étant donné

qu'il s'agit d'enfants, chez lesquels une contamination par léchements, par exemple, peut passer inaperçue. On ne pourra se baser que sur la céphalée
tenace, le changement de caractère et l'amaigrissement qui se montrent longtemps avant l'éclosion de
la méningite, sur la prostration plus prononcée dans
la méningite que dans cette forme cérébrale de la
rage, où le rabique est continuellement en mouvements et parle sans cesse. Enfin la cytologie du liquide
céphalo-rachidien est généralement négative dans la
rage, tandis que dans la méningite, il existe une lym-
phocytose presque constsnte.

Diphtérie

Paolo Galli cite l'observation d'un enfant de deux
ans (voir obs. 19), chez lequel la rage se manifesta par
une paralysie du voile du palais, avec un état d'apathie et de prostration très marqué, sans hydrophobie,
sans aucun symptôme d'excitation sensitive, ni sensorielle. Cet ensemble de symptômes, pouvait faire
penser à une paralysie diphtérique, « à une de ces
formes avec tendance à la généralisation qui souvent
commencent par la paralysie du voile du palais. »
Mais dans des cas de ce genre, les commémoratifs et
l'absence des autres symptômes habituels de la
diphtérie, suffisent à faire tomber ces doutes.

Plus difficile paraît être le diagnostic de la
diphtérie, qui se traduit par des symptômes rabiques.
Douglas Head et Blanchard Wilson rapportent un cas
où la diphtérie semble avoir pris le masque clinique

de la rage. Et cependant les symptômes présentés par la malade ne rappelaient en rien ceux de la diphtérie :

Observation 118. — Douglas Head et Blanchard Wilson, *Journ. of experiment. med.*, 1899 (rapporté dans : *Centrall. für die Medic. Wissensch.*, 1900).

Le 28 septembre 1897, L. R... est mordue à la joue gauche par un animal inconnu. Le 3 décembre, violentes douleurs dans cette joue. La malade se plaint de ne pas entendre. Insomnie, agitation. Spasmes respiratoires et pharyngés, perte de connaissance, agitation générale, envie de mordre. On soupçonne la rage. Elle meurt le 14 décembre.

Autopsie. — Rien à l'examen macroscopique. Des morceaux de cerveau et de moelle sont examinés au point de vue bactériologique. Dans les cultures, on trouve des bacilles qui peuvent être regardés comme des bacilles diphtériques. On en injecte une dose mortelle à des animaux, auxquels on fait en même temps une injection de sérum antidiphtérique, et ils ne meurent pas. Les toxines produites par ces bacilles sont également sans effet quand on injecte le même sérum. Les lapins auxquels on fait des inoculations subdurales avec la substance nerveuse, meurent vingt jours après avec de l'agitation à laquelle fait suite de la paralysie. On trouve dans leur cerveau des bacilles diphtériques. Mais ceux auxquels on injecte en même temps du sérum antidiphtérique survivent.

Pour établir si les symptômes de la rage avaient été provoqués par les bacilles diphtériques, trouvés dans le système nerveux, on injecta à des lapins, sous la dure-mère, des cultures virulentes de bacilles diphtériques. Un animal qui survécut à l'injection mourut au huitième jour avec des symptômes rabiques.

Tétanos.

Dans la forme ordinaire, le diagnostic n'offre

aucune difficulté. L'apparition des accidents du troisième au dizième jour après l'infection, les contractures, le trismus douloureux continuel sont caractéristiques du tétanos. Si le trismus apparaît dans la rage, ce n'est que pendant les accès. Si le spasme hydrophobique peut aller jusqu'à provoquer l'opisthotonos, il existe en même temps d'autres symptômes qui lèvent tous les doutes : (obs. 38).

Le tétanos cervical de Rose qui s'accompagne de spasmes pharyngo-laryngés et d'hydrophobie, se rapproche davantage de la rage. Mais outre les symptômes habituels du tétanos et le début précoce des accidents, cette forme s'accompagne d'une asymétrie faciale qui facilite le diagnostic.

Tumeurs cérébrales.

Les tumeurs de l'encéphale se traduisent parfois par un complexus symptomatique qui rappelle celui de la rage.

Observation 119. — MASCHKA, Art. « Rage ».
Dict. Dechambre.

Une femme mordue neuf mois auparavant par un chien malade, présente de la courbature, prostration, anxiété, pouls fréquent, mydriase, spasmes hydrophobiques, mucosités spumeuses à la bouche. On avait cru à la rage. A l'autopsie, cysticerque à la base du cerveau.

Les cas de ce genre sont rares. L'observation de Maschka est la seule qui soit citée par Ménétrier (1)

(1) MÉNÉTRIER : *loc. cit.*

et par A. Marie (1). En outre la longueur de l'évolution, comparée à celle de la rage, l'obnubilation
intellectuelle, permettront généralement d'éliminer
l'étiologie rabique.

Nous signalerons enfin la ressemblance que peut
parfois présenter la rage avec la *tétanie*. Un des
malades de Bamberger (obs. 60), chez lequel les
commémoratifs manquaient totalement, présenta des
phénomènes de contractures au niveau des extrémités, qui rappelaient les accès de tétanie. Mais la
coexistence d'autres symptômes rabiques ne permet-
taient pas de commettre une erreur de diagnostic.

Ayant passé en revue les différentes maladies qui
peuvent plus ou moins simuler la rage, nous dirons
un mot du diagnostic post-morten.

(2) A. Marie : *loc. cit.*

CHAPITRE IV

Diagnostic rétrospectif.

Dans les cas douteux, où les commémoratifs ont
totalement manqué, où les symptômes n'ont pas été
caractéristiques, on peut être amené à faire le diagnostic *post mortem*. Il repose sur les inoculations
et sur l'exâmen histologique.

Inoculations. — On inocule généralement un peu
de substance nerveuse, prise au bulbe où à la corne
d'Ammon. La corne d'Ammon serait préférable
d'après Négri ; les corpuscules décrits par cet auteur
s'y trouvant en grand nombre. L'inoculation intra-
cérébrale est la plus fréquemment employée ; on peut
aussi avoir recours à la voie intra-oculaire ou sous-
cutanée.

On choisit généralement le lapin, qui succombe à
la rage vers le quinzième ou le vingtième jour, quelquefois plus tard. Le cobaye, que l'on inocule d'ordinaire dans les muscles de la nuque, meurt également en quinze ou vingt jours. França, Cl. Fermi ont
montré que les rats et les souris présentent aussi une
grande réceptivité pour la rage.

On peut aussi injecter une émulsion des nerfs en rapport avec le siège de la morsure (Roux, 1889). Les glandes salivaires peuvent également produire la rage; Bardach, (1888), Rabieaux et Guinard (1903), ont obtenu des résultats positifs, de même que Bertarelli (1904). Le pancréas serait également virulent; (Rabieaux et Guinard, résultats variables). Le liquide céphalo-rachidien dont la virulence est inconstante pendant la vie, peut devenir virulent sur le cadavre (M. J. Nicolas).

Ces inoculations doivent porter sur plusieurs lapins, et, d'après Sicard (1906), il serait nécessaire de pratiquer des inoculations en série. Cet auteur cite le cas d'une malade atteinte d'un syndrome de Landry, morte au quinzième jour; on inocule son bulbe à des lapins, et les premières expériences donnent des résultats positifs : les lapins meurent avec des signes de rage. Ce n'est que dans la suite, grâce aux inoculations en série, que l'étiologie rabique put être infirmée.

Examen histologique. — Les lésions histologiques du système nerveux seraient surtout bulbaires pour Babes, ganglionnaires pour Van Gehuchten et Nélis.

Les nodules que Babes a signalés en 1892, consistent en un amas de cellules rondes qui forment de véritables manchons autour des vaisseaux et surtout des cellules nerveuses. Les lésions, décrites par Van Gehuchten et Nélis en 1900, s'observent dans les ganglions cérébro-spinaux et sympathiques, principalement dans le ganglion noueux du pneumogastrique. Elles consistent en une pullulation des cellules de la capsule endothéliale, entraînant la destruction des cellules nerveuses, allant jusqu'à transformer le ganglion en un amas de petites cellules rondes.

Ces deux lésions, comme l'ont établi Daddi, Crocq..., ne sont pas spécifiques, prises chacune en particulier. Le diagnostic doit reposer sur l'examen du cerveau, du cervelet, du bulbe et des ganglions. D'après Crocq, l'absence des lésions ganglionnaires ne suffit pas pour infirmer la rage. Sano a également montré que les animaux peuvent mourir de paralysie rabique sans présenter aucune de ces deux lésions. MM. Ménétrier et Oppenheim ont noté cette même absence de lésions histologiques dans un cas humain (obs. 4). Enfin MM. Nocard, Cuillé et Vallée (1900) concluent de leurs expériences que, si l'examen histologique positif permet d'affirmer la rage chez le chien, le diagnostic reste incertain dans le cas où cet examen est négatif.

MM. Paviot et Lesieur (1902), dans deux cas de rage humaine, ont signalé la présence d'emboles capillaires de polynucléaires dans les ganglions spinaux et sympathiques, la moelle, le cerveau, le cervelet.

MM. Paviot et Lesieur considèrent ces emboles polynucléaires comme « la première modification en date ». Ils ont « pu examiner des cerveaux de tétanos, de méningite tuberculeuse, d'encéphalite hémorragique, d'intoxication urémique ou alcoolique, même de « délire aigu », sans les rencontrer. »

Thézé a insisté en 1903 sur les altérations constantes des cellules de Purkinje, dans la rage paralytique du lapin.

Enfin les corpuscules signalés par Négri dans les cellules nerveuses ont été retrouvés par Daddi, Pace, Volpino, Luzzani... dans plusieurs cas humains. Cependant Abba et Bormans ont noté leur absence.

Ces différentes lésions histologiques, bien que caractéristiques dans la plupart des cas, ne sont donc pas d'une constance absolue. Le jour où l'on connaîtra le véritable agent spécifique de la rage, où l'on pourra diagnostiquer cette maladie comme l'on diagnostique la tuberculose et la diphtérie, ce jour-là seulement verra tomber ces doutes, qui surgissent parfois dans l'esprit du médecin et du vétérinaire.

TROISIÈME PARTIE

LES LÉSIONS HISTOLOGIQUES DES VISCÈRES DANS LA RAGE HUMAINE ET EXPÉRIMENTALE

On pourrait nous reprocher de traiter, dans un même travail, deux points, entre lesquels ne semble exister aucun enchaînement. Et cependant, ce sont les pages précédentes qui nous conduisent à rechercher s'il existe des lésions histologiques dans les viscères rabiques.

Le polymorphisme des formes cliniques, repose sur ce grand principe, universellement admis, que la rage est, avant tout, une maladie du système nerveux, qu'elle frappe dans sa totalité. Mais le fait d'affirmer la prédominance des lésions nerveuses, ne suppose-t-il pas la certitude, que les autres parties de l'organisme sont, sinon respectées, du moins plus épargnées par le virus? Or, c'est précisément ce dernier point, qui nous a paru manquer de démonstration, bien que posé en quelque sorte en axiome. A notre connaissance, il n'existe pas de travail d'ensemble sur les lésions histologiques des viscères dans la rage.

En outre nous avons souvent noté, dans les observations précédentes, une abondante sécrétion salivaire, et nous avons vu, d'autre part, en étudiant le diagnostic, que la salive rabique était virulente. Là encore, ne devait-on pas se demander si cette virulence et cette hypercrinie, ne tenaient pas à des lésions profondes des éléments nobles de l'organe sécréteur ?

C'est pour donner à ces quelques questions le contrôle expérimental, que nous avons entrepris ce long travail d'histologie pathologique.

Nous rappellerons les différentes lésions signalées dans les viscères rabiques et, après avoir indiqué la technique que nous avons suivie, nous exposerons le résultat de nos recherches.

CHAPITRE PREMIER

Historique.

Les différents auteurs qui ont étudié les lésions viscérales de la rage, n'ont eu en vue, pour la plupart, que les altérations macroscopiques, Nous n'avons pas à les étudier ici. Elles sont signalées partout et depuis fort longtemps. On peut les résumer, en disant qu'elles se réduisent à une hyperhémie généralisée.

Par contre, les examens histologiques nous ont semblé beaucoup plus rares. Nous allons résumer brièvement ceux que nous avons rencontrés.

*

* *

Girode (1887) étudie le foie et le rein d'un rabique de vingt-huit ans, (obs. 87) mordu à la main, non traité, mort soixante jours après la morsure et treize jours après le début des premiers symptômes. Inoculation du bulbe au lapin, positive.

Foie, au faible grossissement : élargissement des espaces interlobulaires, exagération de l'aspect rayonné des éléments du lobule ; petites taches pâles disséminées dans les lobules.

Au fort grossissement : prolifération conjonctive due à un processus ancien, injection du réseau capillaire lobulaire, petits foyers de transformation graisseuse des cellules donnant lieu aux petites taches pâles.

Rein (ni sucre, ni albumine dans les urines) : accumulation de globules dans les capillaires de la zone médullaire. Dans la substance corticale : Les glomérules de Malpighi tuméfiés, emplissent exactement la capsule. Le système capillaire des tubes contournés est plus injecté encore ; agglomérats globulaires en certains points, indiquant qu'il y a eu rupture des capillaires. L'épithélium des tubes est gonflé, à contours mal limités.

En 1896, Ménétrier (*loc. cit.*) résume cette question, sans mentionner spécialement le cas de Girode. Il signale dans les glandes salivaires : des ectasies vasculaires, des diapédèses leucocytiques diffuses et des altérations des épithéliums ; dans le poumon, de l'emphysème ; des lésions de néphrite diffuse ; et une tuméfaction des ganglions lymphatiques.

Ménétrier et Oppenheim, en 1900, examinent les organes d'une femme de quarante-six ans (obs. 4), mordue à la joue, traitée, morte cinquante-et-un jours après la morsure, huit jours après le début des premiers symptômes. Inoculation du bulbe au lapin, positive.

Rein (gros disque d'albumine dans les urines) : apparence des glomérules, normale. Congestion vasculaire et lésions légères de néphrite desquamative superficielle.

Glande sous-maxilliaire. Les coupes montrent une grande variété dans l'apparence des diverses parties de la glande, comme il arrive lorsque l'organe a été surpris par la mort, alors qu'il était en fonctionnement actif. Ces apparences sont en somme normales, et il n'y a à signaler ni lésions cellulaires, ni troubles vasculaires notables, ni diapédèses leucocytiques dans les espaces conjonctifs, ni hémorragies.

Foie, Cœur, Estomac : aucune lésion notable.

En 1903, Bosc, étudiant les lésions du système nerveux et des organes, pense que les altérations « produites par le virus rabique se présentent dans le cerveau et les parenchymes avec des caractères généraux identiques. » L'auteur assimile ces lésions à celles qu'il a décrites dans « la clavelée, variole, vaccine... c'est-à-dire dans les maladies à sporozoaires ou bryocytiques. » Etudiant la sous-maxillaire du chien mort de la rage des rues il signale :

Au microscope, on trouve « des lésions caractérisées par une prolifération avec hypertrophie des cellules glandulaires des acini surtout et des conduits excréteurs, pouvant aboutir à des néoformations adénomateuses et qui constituent, avec la prolifération conjonctive avec endopérivascularité, de véritables nodules... » Et ailleurs, l'auteur ajoute que la lésion adénomateuse, constituée par les alvéoles de nouvelle formation, arrive à former, par compression « des nappes de cellules dont la disposition alvéolaire est difficile à déterminer. »

Alezais et Brica, en 1904, signalent des altérations dans les muscles des lapins rabiques. Ces lésions sont généralisées et précoces (huitième jour). Elles consistent en : multiplication nucléaire, tuméfaction des fibres, exagération de leur fibrillation longitudinale. Vers le onzième ou douzième jour, la striation transversale disparaît, le myoplasma se résorbe, de nombreuses fibres bosselées, sans striation, se tuméfient et se subdivisent. Ils concluent en disant que ces lésions sont celles constatées chez le lapin après production de myélites par injection de microbes.

En 1905, MM. J. Nicolas et G. Bonnamour signalent une karyokinèse intense dans la surrénale du lapin rabique. Les recherches de ces auteurs portent sur quatre lapins :

« Chez deux lapins sacrifiés au neuvième jour, début de la paraplégie, on trouve un nombre de karyokinèses variant de deux à douze. Dans la surrénale d'un lapin sacrifié au onzième jour, après trois jours de paraplégie, le nombre des karyokinèses atteint son maximum, variant sur les coupes, de quatre-vingt-huit à cent six. Toutes ces figures de divisions sont localisées dans la substance corticale, à la zone glomérulaire et à la partie la plus externe de la zone fasciculée. Enfin, chez le quatrième lapin sacrifié dans les mêmes conditions, après trois jours de paraplégie, les karyokinèses font complètement défaut, sans qu'on puisse expliquer exactement cette absence de mitoses ».

**

Si nous résumons les lésions signalées dans les différents examens des auteurs précédents, nous notons : Dans les cas humains, de la congestion du foie et du rein, peut-être un faible degré de néphrite ; de la leucocytose et des lésions épithéliales dans les glandes salivaires, inconstantes. Chez l'animal, des figures de karyokinèses dans la surrénale, quelques lésions musculaires, et des altérations de la sous-maxillaire, très marquées d'après Bosc.

Mais il nous semble que l'on n'a pas toujours fait la

part de ce qui appartient en propre à la rage et de ce qui relève de processus pathologiques antérieurs. On trouvera des lésions du foie et du rein. Mais est-on sûr que ce foie n'ait pas été entaché d'alcoolisme ou qu'une néphrite antérieure n'ait pas altéré le parenchyme rénal? Dans l'observation de M. Girode, la prolifération conjonctive dans le foie est bien rapportée à un processus ancien; mais il est certain, quand M. Bosc décrit dans la sous-maxillaire « une prolifération conjonctive avec endopérivascularite » qu'il ne saurait s'agir, dans cette glande, d'une lésion contemporaine à celle qui caractérise indubitablement la rage, dans le système nerveux.

Ayant pu examiner des organes d'enfants, nous serons peut-être plus à l'abri d'un départ mal fait entre ce qui revient à la rage et à des lésions antérieures.

*
* *

Disposition générale de nos recherches et technique suivie.

Nos examens ont d'abord porté sur des organes provenant de quatre cas humains :

1° Une enfant de dix ans, superbe campagnarde, robuste et admirablement musclée, chez laquelle on n'a relevé aucune tare héréditaire ou personnelle. Il s'agissait donc d'organes indemnes de toute atteinte antérieure ;

2° Un enfant de deux ans. Antécédents héréditaires et personnels négatifs.

3⁰ Un adulte, qui contrairement aux deux malades précédents n'avait pas subi le traitement.

4° Un adulte, traité.

Parallèlement à ces cas humains, nous avons étudié les organes de lapins rabiques, dans le but d'y chercher des lésions et le moment de leur apparition. Les viscères ont été pris sur les lapins inoculés à l'Institut antirabique de Lyon, et dont les moelles servent à préparer le traitement.

Le premier lapin a été sacrifié au cinquième jour.

Le deuxième, au huitième jour.

Le troisième, au neuvième jour.

Le quatrième, est un lapin mort au douzième jour.

Les pièces prélevées ont été recueillies dans l'alcool à 70°. Huit jours après, inclusion dans la gomme pendant quarante-huit heures ; puis, alcool absolu jusqu'au moment de l'examen.

Toutes nos coupes ont été pratiquées avec le microtome à main. Nous avons employé quatre méthodes de coloration :

1° Hématoxyline Delafied — Eosine alcoolique — Passage dans les alcools à 60° ; 70° ; 90° ; absolu — Xylol — Montage au baume. C'est celle dont nous nous sommes le plus fréquemment servis.

2° Bleu de méthylène.

3° Bleu polychrome de Unna.

4° Picro-carmin.

Tous les viscères n'ont pas été étudié comparativement dans nos huit cas. Mais en comptant ceux, dont nous avons pu faire l'examen histologique, nous arrivons à dresser une liste de *dix-sept* organes ou éléments anatomiques, provenant de cas de rage humaine ou expérimentale.

Ce sont :

Poumon ; Cœur ; Rein ; Capsules surrénales ; Foie ; Rate ; Pancréas ; Estomac ; Intestin grêle ; Gros Intestin ; Thyroïdes ; Glandes salivaires ; Thymus ; Testicule (ou ovaire) ; Ganglion lymphatique ; Aorte ; Muscles striés.

Et c'est sur l'examen de trois cent cinquante préparations que nos recherches ont porté.

CHAPITRE II.

Examens histologiques

§ I. — Organes humains

Des quatre cas humains, il en est trois (n° 2, 3, 4)
pour lesquels le diagnostic de rage a été vérifié, par
l'inoculation positive du bulbe au lapin. Pour le
premier cas, l'inoculation n'a pas été faite, mais la
typicité des symptômes, la formule hématologique
et l'examen histologique du système nerveux ont
confirmé le diagnostic.

Premier cas humain. (*Voir obs. 38*)

Lobr..., dix ans. Morte le 3o août 1906, cinquante-sept
jours après la morsure, trente-quatre jours après la fin du
traitement. L'examen du sang a donné une polynucléose
nette.

Autopsie trente heures après la mort. Bon état de conservation cadavérique.

Congestion généralisée des poumons, cœur, foie et reins.

On a prélevé des morceaux de : *Foie, Rein, Poumon, Pancréas, Myocarde.*

Les pièces ont été recueillies dans l'alcool à 70°. Inclusion
dans la gomme en août 1906. Coupées en septembre.

EXAMEN HISTOLOGIQUE

Foie. — Peu ou pas de lésions à petites cellules. On ne peut noter que quelques traînées de cellules rondes dans les espaces portes. Pas de polynucléaires dans les vaisseaux.

Rein. — Les lésions à petites cellules sont considérables. Les glomérules se présentent comme de véritables amas de cellules rondes réduites au noyau. Entre les tubes contournés, se voient des lignes arquées de petites cellules rondes ; mais c'est surtout autour des tubes droits, dans les pyramides de Ferrein, que l'on voit de véritables bandes pleines formées de petites cellules rondes qui écrasent les tubes droits. Et souvent on ne peut dire s'il s'agit là de tubes droits dont l'épithélium est en hyperplasie ou d'amas de cellules rondes dans le tissu interstitiel entre les tubes droits. Il n'y a toujours pas de polynucléaires dans les vaisseaux.

Poumon. — L'épaisseur des travées alvéolaires, les cloisons interlobulaires sont aussi envahies par de semblables cellules aussi très nombreuses. Cette pluie d'éléments jeunes épaissit toutes ces cloisons et a très certainement gêné et obstrué les alvéoles, car on voit, au travers, des vésicules emphysémateuses devenues rondes. Le processus paraît là, même moins embryonnaire que dans le rein, car les noyaux de ces cellules sont plus ovales et en général plus allongés.

Pancréas. — Il n'a sûrement rien d'analogue.

Myocarde. — Dans les espaces fasciculants de divers ordres, des cellules à noyaux fusiformes s'y montrent trop abondants.

Deuxième cas humain. (*Voir obs. 1.*)

Font..., deux ans trois mois. Mort le 19 août 1905, vingt-deux jours après la morsure, le vingt-et-unième jour du traitement. Inoculation du bulbe au lapin, positive.

Autopsie vingt-sept heures après la mort. Bon état de conservation cadavérique.

Congestion intense de tous les organes qui paraissent

sains, sauf le foie qui est blanchâtre avec des taches plus foncées.

On a prélevé des fragments de : *Cœur, Rein, Estomac, Intestin, Foie, Pancréas, Rate, Thymus, Sous-Maxillaire, Grand Pectoral*. Ces pièces ont été recueillies dans l'alcool à 70°. Inclusion dans la gomme en septembre 1906. Coupes faites en octobre.

EXAMEN HISTOLOGIQUE

Cœur. — Légère augmentation des noyaux ronds dans le tissu interstitiel des faisceaux musculaires. Ces mêmes noyaux font parfois dans les espaces fasciculants du muscle des traînées peu confluentes. Les capillaires sont en général dilatés et gorgés de sang.

Rein (ni sucre, ni albumine dans les urines). — Les vaisseaux sont un peu dilatés et remplis de globules rouges ; ils ne contiennent pas de polynucléaires. Il n'y a pas d'infiltration de petites cellules. Les glomérules sont normaux, de même que les tubes urinifères.

Estomac. — Dans aucune des tuniques, on ne trouve de lésions. Les vaisseaux sont gorgés de globules rouges.

Intestin. — Rien à signaler.

Foie. — Le foie montre très manifestement dans beaucoup de ses espaces portes une abondance anormale de petites cellules rondes et ovales. La plupart des lobules présente de grands territoires où les cellules hépatiques laissent voir. dans l'intérieur de leur protoplasma, de fines gouttelettes graisseuses ; en même temps ces cellules perdent leur forme polyédrique et les travées de Remak leur régularité. Dans ces zones, ces vésicules graisseuses fines donnent aux cellules hépatiques un aspect pollé. Il s'agit bien, en somme, d'une altération graisseuse moléculaire fine comme celle que constituent les processus infectieux aigus.

Tous les capillaires radiés du lobule se montrent développés par les globules sanguins.

Pancréas. — Les acini sont très nets et ne présentent pas

de lésions. Il n'y a pas de processus inflammatoire au niveau des îlots de Langherans.

Rate. — Elle présente sur chaque coupe, surtout dans les régions sous-jacentes à la capsule de huit à dix formations nodulaires, toutes constituées par un centre de gros éléments à protoplasma abondant finement granuleux, munis d'un noyau vésiculeux, en somme nettement épithélioïdes. Chacun de ces nodules est entouré d'une couronne de cellules embryonnaires et enfin, tout à fait à la périphérie par un anneau de cellules fusiformes. Quelques-unes de ces formations nodulaires offrent un centre vitreux ; toutefois aucune, sur cinq préparations, n'a laissé voir de cellules géantes. Mais en somme, il semble que le diagnostie de tubercules épithélioïdes s'impose et la granulie splénique, tout à fait récente, simple coïncidence, n'est pas douteuse.

Thymus. — Les vaisseaux sont légèrement dilatés.

Sous-maxillaire. — Les acini apparaissent très nettement et ne présentent aucune altération.

Grand pectoral : Aucune lésion appréciable et notamment les fibres vues en long ou en travers, ne présentent pas d'altération. Leur calibre est parfaitement régulier, leur striation partout apparente.

Troisième cas humain (*Voir obs. 31*).

Femme, morte le 25 mai 1905, soixante et un jours après la morsure, non traitée. Inoculation du bulbe au lapin positive.

Cette femme (tenancière d'un débit de boissons) a présenté, tout en niant l'éthylisme, des phénomènes de gastralgie avec pituite matinale.

Urines : Sucre (o gr. 10 par litre), albumine (disque épais).

Autopsie : 36 heures après la mort. Congestion intense et diffuse des différents viscères. Quelques petits kystes sur les reins, capsule légèrement adhérente. Ecchymoses sur la muqueuse stomacale.

On recueille dans l'alcool des fragments de : *Poumon,*

Cœur, Rein, Plaque de Peyer, Foie, Rate, Ganglion lymphatique, Muscles des gouttières, Psoas, Aorte.

Inclusion dans la gomme en novembre 1906. Coupes faites en décembre.

EXAMEN HISTOLOGIQUE

Poumon. — Il présente sur les coupes des nappes d'alvéoles complètement envahies par des globules rouges et très peu de cellules, ou bien par de la fibrine granuleuse sans globules rouges. Entre ces nappes sont interposées des alvéoles emphysémateuses de forme sphérique. Il n'y a pas de signes manifestes de lésions anciennes scléreuses. Le processus pneumonique très aigu, peu dense, avec vésicules emphysémateuses interposées, paraît donc tout récent et il n'est pas étonnant, vu son peu de densité, qu'il ait échappé du vivant de la malade. Quelle part y a eu la rage dans sa constitution, ou l'agonie, ou une infection surajoutée et cloturale, on ne saurait le dire.

Cœur. — Pas d'altération des fibres musculaires, pas de diapédèse leucocytique.

Rein. — Autour des glomérules, petites cellules rondes serrées les unes contre les autres qui deviennent de plus en plus espacées à mesure que l'on s'éloigne du glomérule.

Plaque de Peyer. — Pas de lésion certaine, mais du moins, s'il y a un peu d'hyperplasie, il s'agit d'une question de degré en plus de la normale difficile à apprécier.

Foie. — Quelques vaisseaux dilatés, gorgés de globules rouges.

Rate, Ganglion lymphatique, Aorte. — Rien à signaler.

Muscles des gouttières et *Psoas.* — Ces muscles striés, en long, ne présentent aucune altération ; la striation est très nette. Sur une coupe transversale, on voit également une disposition absolument normale ; les noyaux qui ne sont pas augmentés de nombre, apparaissent très nettement à la périphérie du faisceau musculaire qui conserve son aspect homogène.

Quatrième cas humain. (*Voir obs. 25*).

Femme, morte le 31 octobre 1900, quatre-vingt-cinq jours après la morsure, 4 jours après la fin du traitement. Inoculation du bulbe au lapin, positive.

Urines : Pas de sucre, albumine.

Autopsie faite le lendemain de la mort.

EXAMEN HISTOLOGIQUE.

Deux préparations dues à l'obligeance de M. le Dr Barjeon, médecin des hôpitaux :

Cœur : Absolument normal.

Parotide (fixation au sublimé) : Aucune lésion.

*
* *

§ II. — Organes de lapins.

Outre l'examen de quatre lapins rabiques, nous avons également fait des préparations d'organes provenant d'un lapin sain. Ce lapin de contrôle nous a permis de comparer la série de chaque viscère au tissu normal correspondant.

N° 1. — Lapin, XII° jour

Lapin mort le 4 octobre 1906. Inclusion des pièces dans la gomme le 24 octobre. Coupes faites en novembre.

La vessie, volumineuse, contenait une assez grande quantité d'urine. Albumine et beaucoup de sucre.

EXAMEN HISTOLOGIQUE

Poumon. — Il y a une inflammation nette, mais qui n'est certainement pas aussi accentuée que sur le cas humain n° 1. A certains endroits, on voit de véritables placards de petites cellules rondes très confluentes. Les alvéoles sont entièrement recouverts par ces nappes cellulaires. Mais la lésion n'est pas généralisée et, en d'autres points, les alvéoles apparaissent plus nettement.

Cœur. — Les vaisseaux sont un peu dilatés, pas d'infiltration cellulaire.

Rein. — Il y a de l'inflammation au niveau des glomérules et entre les tubes droits, mais les lésions sont moins intenses que dans les cas humains.

Surrénales. — Plusieurs préparations, faites avec des surrénales provenant de deux lapins morts au douzième jour, ne laissent voir aucune figure de karyokinèse (objectif à immersion). Pas de lésions.

Foie. — Ectasies vasculaires assez marquées.

Rate. — Rien d'anormal. Pas de dilatation vasculaire.

Pancréas. — Nombreux vaisseaux gorgés de globules rouges, pas de ruptures vasculaires. Les acini sont normaux, de même que les îlots de Langherans.

Estomac, Intestin grêle, Gros intestin, Glande salivaire. — Pas de lésions.

Thymus. — Vaisseaux légèrement dilatés.

Ovaire. — Pas de lésions.

N° 2. — Lapin, IXᵉ jour.

Lapin tué le 12 octobre 1906, au neuvième jour, début de la paraplégie. Pièces recueillies immédiatement après la mort. Inclusion dans la gomme le 25 octobre. Coupes faites en novembre.

Il n'y avait pas d'urine dans la vessie.

EXAMEN HISTOLOGIQUE.

Poumon. — Autour d'un vaisseau, coupé en long, on aperçoit quelques petites cellules rondes ; mais cette lésion est très peu marquée.

Cœur et Rein. — Normaux.

Surrénales. — On voit certainement des altérations nucléaires. Certains noyaux sont plus volumineux, d'autres plus irréguliers, certains ont une chromatine rare, comme vacuolée, d'autres encore présentent une chromatine en poussière, mais on ne peut voir aucune apparence rappelant la phase de plaque équatoriale, ni celle d'amphiaster.

Foie. — Vaisseaux gorgés de sang, peut-être un peu dilatés.

Rate, Pancréas, Estomac, Intestin Thyroïdes, Glandes salivaires, Thymus, Testicule. — Pas de lésions.

N° 3. — Lapin, VIII° jour.

Lapin tué le 12 novembre 1906, au huitième jour. Pièces recueillies immédiatement après la mort. Inclusion dans la gomme le 22 novembre, coupes faites en décembre.

La vessie ne contient pas d'urine.

EXAMEN HISTOLOGIQUE.

Le *Poumon*, le *Cœur*, le *Rein*, les *Surrénales* ne présentent aucune lésion.

Dans les autres organes, on rencontre quelques vaisseaux gorgés de sang, mais il n'y a pas d'infiltration de petites cellules rondes.

N° 4. — Lapin, V° jour.

Lapin tué le 5 novembre 1906. Inclusion dans la gomme le 28, coupes faites en décembre.

L'examen histologique est absolument négatif pour tous les organes.

** **

Résumons maintenant ce que ces examens d'organes humains et d'organes de lapins, nous apprennent pour chaque viscère en particulier.

Poumon. — Deux cas humains : Une fois (1er cas), on note une lésion intense, caractérisée par une véritable pluie de petites cellules rondes. Dans l'autre cas (n° 3), cette même lésion est à peu près nulle et il existe un processus pneumonique aigu, récent, qu'il est difficile d'attribuer uniquement à l'infection rabique.

Lapins : L'infiltration de petites cellules commence à apparaître au neuvième jour après l'inoculation intra-cérébrale. Elle est assez intense au douzième jour, moins cependant que dans le premier cas humain.

Cœur. — Quatre cas humains : La même lésion s'observe, mais à un faible degré dans les cas 1 et 2; rien dans les deux autres.

Lapins : Ectasies vasculaires au douzième jour.

Rein. — Trois cas humains : Infiltration cellulaire très accentuée dans le cas 1, assez marquée dans le cas 3, absente dans le cas 2, où on ne trouve qu'une légère hyperhémie.

Lapin : Même lésion chez le lapin de douze jours, mais moins nette que dans les cas humains.

Surrénales. — Lapins : Pas de lésions cellulaires. Chez le lapin de douze jours on ne trouve pas de karyokinèses. Chez celui de neuf jours, il y a des altérations nucléaires, mais qui ne présentent pas les figures habituelles de la karyokinèse.

Foie. — Trois cas humains : Légère leucocytose dans le cas 1 ; dans le cas 2, altération graisseuse, moléculaire fine et vaisseaux gorgés de sang dans le cas 3.

Lapins : Ectasies vasculaires au neuvième jour, plus nette au douzième jour.

Rate. — Deux cas humains : Sauf dans le deuxième cas, où l'on trouve des lésions indépendantes de la rage, il n'y a rien à signaler.

Lapins : Hyperhémie apparaissant au neuvième jour.

Pancréas. — Deux cas humains : Pas de lésion.

Lapins : Hyperhémie au douzième jour.

Estomac. — Un cas humain et lapins : Examen négatif.

Intestin. — Deux cas humains et lapins : Examen négatif.

Thyroïdes. — Lapins : Examen négatif.

Glandes salivaires. — Deux cas humains et lapins : Examen négatif.

Thymus. — Hyperhémie dans un cas humain et chez le lapin de douze jours.

Testicule et ovaire. — Lapins : Examen négatif.

Ganglion lymphatique. — Un cas humain : Examen négatif.

Aorte. — Un cas humain : Examen négatif.

Muscles striés. — Deux cas humains : Examen négatif.

En somme : Une *infiltration de petites cellules rondes, inconstante*, pouvant être très intense dans le Poumon et le Rein, moins marquée dans le Foie et très légère dans le myocarde, telle est, avec une *hyperhémie* se voyant dans la plupart des organes, la lésion qui ressort de nos examens des différents viscères rabiques. Si nous cherchons à savoir à quel moment apparaissent ces lésions chez le lapin, inoculé avec du virus fixe, nous voyons cette même lésion se montrer vers le neuvième jour, qui marque chez cet animal, le début de la paraplégie.

CONCLUSIONS

I. — Les lésions histologiques des viscères, dans la rage, sont inconstantes chez l'homme rabique ainsi que chez le lapin inoculé avec le virus fixe.

II. — Ces lésions ne prédominent sur aucun viscère.

III. — Quand elles existent, elles se caractérisent par une infiltration de petites cellules rondes, dans le Poumon, le Foie, le Rein, le Myocarde, cette diapédèse leucocytique pouvant parfois être très intense. Nous n'avons pas trouvé une seule fois d'altérations des glandes salivaires.

IV. — Cette inconstance des lésions viscérales contraste avec la constance presque absolue des lésions du système nerveux. C'est donc par l'altération de ce dernier que l'on doit expliquer, non seulement les phénomènes moteurs et hallucinatoires de la rage, mais aussi ses phénomènes sécrétoires (bien que le virus se trouve dans la salive) et vasculaires. Et c'est dans l'examen histologique du système nerveux, qu'il faut chercher les lésions caractéristiques de la rage, celles qui imposent le diagnostic rétrospectif.

V. — Toutes les formes cliniques sont susceptibles d'une interprétation basée exclusivement sur la prédominance des lésions dans le système nerveux. Leur prédominance en un point de ce dernier explique la variété clinique ; leur diffusion à tout le système nerveux, le grand polymorphisme clinique de la rage humaine.

VI. — La rage humaine en clinique est caractérisée par une réunion de syndromes, associés en plus ou moins grand nombre.

VII. — On peut décrire comme formes cliniques :

a) *La forme bulbaire*, où prédominent les spasmes pharyngo-laryngés, hydrophobiques, respiratoires, l'agitation continuelle, le ptyalisme, la sudation.

b) *La forme cérébrale* ou délirante, caractérisée par l'intensité des désordres psychiques. Tous les délires peuvent s'observer chez le rabique : le délire hallucinatoire, érotique, professionnel, mystique.

c) *La forme paralytique*, qui peut présenter toutes les variétés : monoplégie, hémiplégie, paraplégie, paralysie bulbaire, syndrôme de Landry.

d) *La forme atténuée*, guérissable.

e) *La forme cérébelleuse* (vertiges, démarche ébrieuse, asthénie) ; f) *la forme sympathique*, plus rare, (symptômes oculo - pupillaires, exorbitisme, pâleur), décrite par MM. Paviot et Lesieur ; g) *la rage chronique*, avec séquelles incurables (deux cas de MM. J. Courmont et Lesieur).

VIII. — Les accidents paralytiques attribués à la toxine du traitement pasteurien, paraissent être des rages atténuées, dues au virus de l'animal mordeur. Les cas que l'on a cités, ont éclaté chez des individus mordus par des animaux qui pouvaient être enragés ; ils se sont montrés après une période d'incubation et se sont révélés par des symptômes rabiques.

IX. — Le diagnostic de la rage humaine est surtout à faire avec les manifestations rabiformes de l'hystérie, le délire aigu de l'aliéné, l'accès de delirium tremens de l'alcoolique, le délire du méningitique et la myélite ascendante.

BIBLIOGRAPHIE

Nous avons déjà donné dans le texte l'indication bibliographique de toutes les observations que nous rapportons. Nous ne la reproduirons pas ici, et ne citerons, comme cas de rage, que ceux accompagnés d'une étude sur cette maladie.

Abba et Bormans. — Sur le diagnostic histologique de la rage. *Ann. Inst. Pasteur*, 1905 (Bibliographie).

Alezais et Brica. — Les altérations des muscles chez le lapin rabique. *C. R. Soc. Biol.*, 1904.

Amato (D'). — Corps de Negri et diagnostic de la rage. *Riforma med.*, 8 juin 1904 et 9 nov. 1904.

Arloing et Pélissier. — Glycosurie dans la rage. *Soc. des sc. vétérin. de Lyon*, 1901.

Babes. — Sur une élevation de température dans la période d'incubation de la rage. *Ann. Ins. Pasteur*, 1888.

Babes. — Le diagnostic rapide de la rage du chien mordeur. *Presse médic.*, 1900.

Babes. — Les récents résultats obtenus par la méthode roumaine dans le traitement de la rage. *Semaine médic.* 14 nov. 1906.

Balard d'Herlinville. — La rage dans les pays tropicaux. Th. Paris, 1895.

Bamberger. — Ueber einen Fall von paralytischer Lyssa humana. *Allg. Wien. med. Zeit.* 1896.

Bandini. — Contributo alla conoscenza dei Corpi di Negri nella rabbia. *Arch. per le sc. mediche*, 1904.

Bardach. — Nouvelles recherches sur la rage. *Ann. Inst. Pasteur*, 1888.

Barjon et Lesieur. — Forme érotique de rage humaine ; glycosurie rabique. *Lyon médical*, 10 février 1907.

Belous. — Étude sur les phénomènes morbides liés à l'action exercée par les maladies infectieuses sur les centres nerveux. Th. Lyon, 1888.

Bertarelli. — Sopra le vie per le quali il virus rabido arriva alle ghiandole salivari del cane. *Arch. per le sc. méd.*, 1904.

Bordoni Uffreduzzi. — De la guérison spontanée des formes de « Fausses Rages » chez les personnes soumises au traitement pasteurien. *Ann. Inst. Pasteur*, 1895.

Bosc. — Étude et significations des lésions de la rage; lésions du système nerveux et des parenchymes. *C. R. Soc. Biol.*, 1903.

Brault. — *Bull. Acad. méd.*, Paris, 29 juin 1897.

Brouardel. — Article « Rage ». *Diction. Dechambre.*

Bulletin de l'Académie de médecine, 1897 (séances des 15, 22, 29, juin ; discussions de Brouardel, Roux, Rendu...)

Calabrese. — Contributo alla studia della rabbia paralitica nell uomo, *Riforma medica*, 1897.

Calabrese. — La prognosi della rabbia. *Riv. crit. di clinica medica*, 1900.

Chantemesse. — La rage confirmée peut-elle s'atténuer ? Peut-elle guérir ? *Mercredi médical*, 1891.

Courmont (J.) et Lesieur. — La polynucléose dans la rage. Applications au diagnostic de la rage. *Journ. de Phys. et de Path. gén.*, 1901.

Courmont (J.) et Lesieur. — Étude clinique sur la rage humaine... *Journ. de Phys. et de Path. gén.*, 15 nov. 1906.

Crocq. — Sur la soi-disant spécificité des lésions rabiques. *Sem. méd.*, 18 juillet 1900.

Daddi. — Sulle alterazione dei ganglii spinali et sulla diagnosi histologica della rabbia. *Rivista critica di clinica medica*, 1900.

Daddi. — Sulle forme guaribili della rabbia sviluppata nell'uomo. *Riv. critica di clin. medica.* Firenze, 1900.

Darckschewistsch. — Zur frage von den Lahmungserscheinungen bei Pasteur 'schen Impfungen. *Neur. Centr.*, 1898, vol. XVII, p. 98.

Di Mattei. — Rage expérimentale du loup. *Journ. de Phys. et de Path. gén.*, 1898.

Douglas Head et Blanchard Wilson. — *Journ. of experiment. med.* 1899 (obs. citée dans : *Centralb. für die medic. Wissensch.*, 1900).

Fermi (Cl.). — Contribution à quelques questions relatives à la rage. *Riforma medica*, 1905, p. 987.

Fermi (Cl.). — Diluizione massima del virus fisso fresco e del virus di strada cól quale si puo'ancora ottenere la rabbia per inoculazioni ipodermiche e subdurali. Milano, 1906.

Fermi (Cl.). — L'urina di animali rabidi e virulenta ? Milano, 1906.

Ferré. — Contribution à l'étude sémeiologique et pathogénique de la rage. *Ann. Inst. Pasteur*, 1888, p. 187 et 1889 p. 604).

França. — Sur le diagnostic de la rage hum. par l'examen des centres nerveux des animaux morts prématurément. *C. R. Soc. Biol.*, 1900.

França. — La rage chez les muridoe. *C. R. Soc. Biol.*, 4 mars 1905.

Galli (Paolo). — Un caso di rabbia paralitica a sindrome bulbare. *Gazzetta degli Ospedali et delle cliniche*, 1905, p. 425.

Galtier. — Traité de la rage, 1880.

Gamaléia. — Etude sur la rage paralytique chez l'homme. *Ann. Inst. Pasteur*, 1887.

Gamaléia. — Sur les lésions rabiques; *Ann. Inst. Pasteur*, 1887.

Van Gehuchten. — Les lésions histologiques dans la rage humaine. *Sem. médic.* 1900, p. 40.

Van Gehuchten. — Les lésions ganglionnaires. Leur valeur au point de vue la symptomatologie et du diagnostic. *Journ. de Neurol.*, 1900.

Van Gehuchten et Nelis. — Diagnostic histologique de la rage. *Presse médic.*, 7 mars 1907.

Germano et Capobianca. — Histologie pathologique de la rage. *Ann. Inst. Past.*, 1895.

Gibier. — Recherches expérimentales sur la rage et son traitement. Th. Paris, 1884.

Girode. — Note sur un cas de rage. *Arch. de physiol. normale et patholog.*, 1887.

Guérin. — Rage. *Écho médic. du Nord*, 1902.

Guinard. — Etude expérimentale des symptômes de la rage. *C. R. Congrès internat. de Médecine*, 1900.

Hempellmann. — Rabies : With Report of a Case. *Saint-Louis Courier of Medicine*, 1905, pp. 129-136, 189-190.

Hogyes. — Le virus rabique des chiens des rues dans ses passages de lapin à lapin. *Ann. Inst. Pasteur*, 1888, p. 133.

Hogyes. — La rage et son traitement prophylactique en Hongrie, 1890-1899. Budapesth, 1900.

Howard. — L'hydrophobie est un symptôme d'autres maladies que la rage. *Amer. Medic.*, 1903 (2 août).

Jagot. — Observation de rage humaine, suivie de mort rapide après neuf mois d'incubation. *C. R. Soc. Biol.*, 1886.

Joly. — Étude expérimentale de quelques symptômes de la rage. Th. Lyon, 1900.

Kasparek et Karl Teuner. — Sur un cas de rage furieuse survenu sept mois après le traitement pasteurien. *Berlin. Klin. Wochenschr.*, 1902.

Lannois. — Sur les formes cliniques de la rage humaine. *Lyon méd.*, 1888.

Laveran. — Sur une forme atténuée de la rage observée pendant le traitement (Discussion de Chantemesse, Féréol, Babinski, Raymond, Dumontpallier, Labbé). *Bull. Soc. méd. Hôp.*, Paris, 1891, p. 180.

Le Gendre. — La rage paralyt. chez l'homme. *Union médic.*, 26 mars, 1887.

Le Gendre. — Récents travaux sur la rage. *Union méd.*, 25 juin, 1887.

Lemaistre (P.). — Cas de rage chez un enfant de neuf ans. Traitement à l'Institut Pasteur. Mort. *Bull. Acad. méd.*, 1900, p. 625.

Lesieur. — Liquide céphalo-rachidien de la rage, cytologie et virulence. *Soc. méd. Hôp. Lyon,* 1904.

Lesieur et Favre. — Etude du liquide céphalo-rachidien dans deux cas de rage humaine ; glycosurie rabique. *Lyon médical,* 9 décembre, 1906.

Létinois. — Recherches sur la structure et le fonctionnement du système nerveux dans la rage paralytique du lapin. Th. Bordeaux, 1895.

Luzzani. — La dimostrazione del parasito specifico in un caso di rabbia nell uomo ; *Arch. per le sc. med.,* 1904, p. 167.

Luzzani. — Sulla diagnose della rabbia. *Archivio per le sc. mediche,* 1904, p. 521.

Marie (A.). — La Rage. Encyclopédie Léauté. 1900.

Marie. — Virulence du sang chez les animaux rabiques. *C. R. Soc. Biol.,* 1905.

Marchais. — Contribution à l'étude clin. de la rage humaine. Th. Paris, 1891.

Marzocchi. — Contributo alla questione della specificatà dei corpi di Negri. *Archivio per le sc. méd.,* 1904.

Ménétrier. — Art. « Rage ». Traité de Médecine Brouardel.

Ménétrier et Oppenheim. — Un cas de rage humaine. *Soc. méd. des Hôp. de Paris*, 1900.

Nicolas-Balthazard. — Art. « Rage ». Précis de Pathologie interne. 1907.

Nicolas et Bancel. — Leucocytose au cours de la vaccination antirabique. *Soc. méd. Hôp. Lyon*, 1905.

Nicolas (J.) et Bonnamour (S.). — Karyokinèse dans la surrénale du lapin rabique. *Lyon médical*, 16 novembre 1905.

Nicolas et Lesieur. — Le traitement antirabique dans la région lyonnaise. *Journ. de Physiol. et de Pathol. gén.* 1900-1906.

Nicolle et Chaltiel. — Quelques faits et expériences sur la rage. *Ann. Inst. Pasteur*, 1904.

Nocard, Cuillé et Vallée. — Diagnostic post morten de la rage du chien. *Bull. Acad. Méd.*, 1900.

Pampoukis. — Quelques observations et expériences sur la rage. *Grèce médic.*, Syra, 1902, IV, et 5.

Pampoukis. — Quelques observations sur la rage. *Ann. Inst. Pasteur,* 1900.

Paviot et Lesieur. — Études clinique et anatomique sur trois cas de rage humaine. *Journ. de Phys. et de Pathol. gén.*, juillet, 1902.

Pérignat. — Forme délirante de la méningite tuberculeuse chez l'enfant. Th. Lyon, 1905.

Peter. — Inoculations antirabiques et mort par la rage. *Bul. Acad. Médic.*, vol. XVII, pp. 16-30-72 ; vol. XVIII, p. 37.

Pierret. — La rage est une folie infectieuse. *Rev. Neurol.*, 1905.

Pitres. — Accidents hystériques épileptiformes après morsure par un chien non enragé et guéris par simulacre de traitement pasteurien, *Progrès médic.*, 30 juin 1894.

Rabieaux et Guinard. — Étiologie de la rage. *C. R. Soc. Biol.*, 1903, p. 91.

Rees et Rowlands. — Cas latent pendant vingt mois. *Lancet*, 1902.

Remlinger. — Le passage du virus rabique à travers les filtres. *Ann. Inst. Pasteur*, 1903.

Remlinger. — La salive d'un homme atteint de rage est-elle virulente ? *C. R. Soc. Biol.*, 1904 (23 janvier).

Remlinger. — Contribution à l'étude de la toxine rabique. *C. R. Soc. Biol.*, 1904.

Remlinger et Mustapha-Effendi. — Deux cas de guérison de la rage expérimentale chez le chien. *Ann. Inst. Pasteur*, 1904.

Remlinger. — Absorption du virus rabique par la pituitaire. *C. R. Soc. Biol.*. 1904.

Remlinger. — A quel moment le bulbe des lapins de passage devient-il virulent ? *C. R. Soc. Biol.*, 1905, p. 815.

Remlinger. — A quel moment le cerveau des hommes et des animaux mordus par un chien enragé devient-il virulent ? *C. R. Soc. Biol.*, 1905, p. 973.

Remlinger. — Accidents paralytiques au cours du traitement antirabique. *Ann. Inst. Past.*, 1905.

Remlinger. — Absorption du virus rabique par la peau fraîchement rasée. *C. R. Soc. Biol.*, 1905, p. 198.

Remlinger. — Tansmission de la rage par coups de griffe. *C. R. Soc. Biol.*, 11 mai 1906.

Remlinger. — Syndrome de Landry et rage paralytique. *C. R Soc. Biol.*, 12. mai 1906.

Rendu. — Accidents médullaires à forme de paralysie ascendante aiguë, survenus au cours d'un traitement antirabique. *Semaine médic.*, 1897.

Rieaux. — La rage au point de vue psychologique. Th. Lyon, 1888.

Rioche. — Obs. d'un cas de rage. Th. Paris, 1872.

Rodet. — Rapports sur l'exercice de l'Institut Bouisson-Bertrand.

Rodet et Galavielle. — Études expérimentales sur le virus rabique. Montpeliier, 1901.

Roger. — Article « Rage », in *Traité médecine Charcot de Bouchard*.

Roux. — Présence du virus rabique dans les nerfs. *Ann. Inst. Pasteur*, 1889, p. 69 et 1888, p. 19.

Roux (J.). — Accidents nerveux chez les personnes mordues par un chien enragé et soumises aux inoculations pastoriennes. *Province méd.*, 1898.

Roux et Nocard. — A quel moment le virus rabique apparaît-il dans la bave des animaux enragés ? *Ann. Inst. Pasteur*, 1890.

Sano. — Un cas da rage humaine suivi d'autopsie. *Journ. de neurologie*, 1900.

Schaffer (Ch.). — Sur un cas atypique de rage humaine. *Ann. Inst. Pasteur*, 1890.

Schaffer. — Nouvelle contribution à la pathologie et à l'histopathologie de la rage humaine. *Ann. Inst. Pasteur*, 1889.

Sicard. — Valeur pronostique de la lympho-polynucléose rachidienne dans le syndrome de Landry. *Semaine méd.*, 8 août 1906.

Sternberg. — Bericht über die Tætigkeit der Schutzimpfungsanstalt gegen Wut in Wien im Jahre 1894-1903 et 1904.

Suzor. — La rage; contenant la collection des communications de Pasteur. Th. Paris, 1887.

Thézé. — Contribution à l'étude de la pathogénie de la paralysie rabique expérimentale. Th. Bordeaux, 1903.

Tonin. — Relazione. Instituto antirabbico di Cairo, 1899-1901.

Trolliet. — Traité de la rage, 1820.

Volpino. — Sulla struttura dei corpi di Negri nella rabbia. *Arch. per lc sc. mediche*, 1904.

Wallet. — Notes sur la rage et particulièrement sur l'incubation, les formes larvées et le pronostic. Th. Paris, 1884.

Ygouf. — Contribution à l'étude de la rage. Essai sur la rage paralytique. Th. Paris, 1887.

TABLE DES MATIÈRES

DEUXIÈME PARTIE

Le diagnostic de la rage humaine.

TROISIÈME PARTIE

Les lésions histologiques des viscères dans la rage humaine et expérimentale.

ERRATA

Page 136. — *Au lieu de :* « retrouvé vivant ultérieurement (Chaillou
et Babes) »
Lire : « retrouvé vivant ultérieurement (Tonin),
puisque son cerveau, inoculé au lapin par
trépanation, n'a pas été capable de reproduire la rage (Chaillou et Babes) ».

Page 154. — *Au lieu de :* « qui peuvent au moins rappeler... »
Lire : « qui peuvent plus ou moins rappeler... »

Page 156. — *Au lieu de :* « ...et spasme pharyngé. Quand on... »
Lire : « ...et spasme pharyngé quand on... »

LYON

A. STORCK & Cie, IMPRIMEURS-ÉDITEURS

8, Rue de la Méditerranée, 8